Inhalt

Vorwort

Alleine in Deutschland fallen durch Schlafprobleme über 200.000 Fehltage in Unternehmen an, die einen wirtschaftlichen Schaden in Höhe von 40 Milliarden Euro verursachen. Das ist eine ganze Menge. Wir, das sind mein Kollege Joe und ich, Fabian, von Schlafonaut, haben es uns daher zur Aufgabe gemacht, diese Entwicklung zu stoppen

Mit dem Kauf dieses Buches hast du eine sehr gute Entscheidung getroffen: Du möchtest Deinen Schlaf verbessern und insgesamt mehr verstehen. Wir werden Dich dabei unterstützen.

Ausreichend und gesunder Schlaf hat erhebliche positive Einflüsse auf die Gesundheit. Ausgeschlafene Menschen sind gelassener und kreativer, lösen Probleme im Schlaf und erzielen eine bessere Gehirnleistung, sie können sich Dinge besser merken. Sie sind zudem kommunikativer, weil sie sich nicht müde durch den Tag quälen, sondern voller Energie an ihren Zielen arbeiten können. Damit sind sie insgesamt gesünder. Wer seinem Körper stets ausreichend Zeit zur Erholung und Regeneration gibt, hat nachweislich ein geringeres Risiko für Krankheiten und ist seltener krank.

Klingt zu schön, um wahr zu sein? Es kommt noch besser. Das Wundermittel Schlaf ist sogar kostenlos.

Wir finden, jeder Mensch sollte in den Genuss dieses kostenlosen Wundermittels kommen. Wie das geht und warum Schlaf ein solches Wundermittel ist, das erfährst Du in den kommenden Seiten.

Schlaf ist ein Wundermittel. Umgekehrt gibt es viele „Wundermittel", die das Schlafen versprechen. Diese wirst Du in diesem Buch nicht finden. Auch dem Thema Schlafmittel haben wir kein eigenes Kapitel gewidmet. Stattdessen soll Dir dieses Buch den

Schlaf erklären und viele natürliche Tipps und Inspirationen auf den Weg geben.

Und nun: Viel Spaß beim Lesen.

Hinweis: Ich springe im Laufe des Buches öfter zwischen „ich" und „wir". Das soll Dich bitte nicht verwirren. „Wir" steht für Schlafonaut, aber auch für Dich und mich – je nach Kontext. Den Lesefluss wird dies nicht weiter stören.

Über Schlafonaut

Schlafonaut – Dein Ansprechpartner rund ums Schlafen. Mit diesem Ziel haben wir, Johannes Sartor und Fabian Dittrich, Ende 2017 unsere Reise in die Welt des großen und spannenden Thema Schlaf angetreten.

Seitdem haben wir über 130 Videos auf unserem YouTube Kanal veröffentlicht. Alle mit nur einem Ziel: Das Thema Schlaf verständlich machen, die Bedeutung für unsere Gesundheit aufzeigen.

Daneben gibt es zusätzlich kostenlose Informationen auf unserer Webseite www.schlafonaut.de oder in unserem Podcast „Level Up Your Sleep", in dem wir wöchentlich das Thema Schlaf in unterschiedlichen Sichtweisen beleuchten, erklären, Tipps geben und Interviews mit Experten führen.

Es freut uns sehr, dass wir unser Wissen und unsere Botschaft mittlerweile immer öfter in Vorträgen, Seminaren und in Unternehmen teilen dürfen.

Da Wissen aber nicht alles ist – auch dieses Buch kann Deine Schlafprobleme nicht lösen, es kann nur Lösungswege aufzeigen – und Probleme nur durch Umsetzung von Veränderungen gelöst werden, gehen wir seit Anfang 2019 neue Wege. Wir bieten Coachings an und begleiten Menschen aktiv bei ihrer Schlafverbesserung.

Mithilfe von Gesprächen und individuellen Lösungswegen, können wir noch intensiver und erfolgsversprechender mit Menschen zusammenarbeiten als dies durch allgemeine Videos auf YouTube möglich ist. Diese vermitteln – wie dieses Buch auch – zwar Wissen, aber ob Du als Zuschauer dieses Wissen auch aktiv umsetzt, das können wir nicht beeinflussen. Im Coaching ist das anders.

Warum so viele Menschen Schlafprobleme haben

Immer mehr Menschen haben mit Schlafproblemen zu kämpfen. Diesen Eindruck haben wir in den letzten 18 Monaten gewonnen. Eine Studie nach der nächsten sprach davon, dass Millionen Menschen unter Schlafproblemen leiden.

Wir haben es uns deshalb zur Aufgabe gemacht, diese Entwicklung zu stoppen. Wie geht so etwas am besten? Durch Aufklärung. Wir sind der Meinung, dass viele Schlafprobleme das Ergebnis von schlechten Gewohnheiten und vor allem mangelndem Wissen sind.

Schlafprobleme werden als „normal" abgestuft, deswegen geht man nicht gleich zum Arzt. *„Eine schlechte Nacht hat doch jeder einmal"*, heißt es dann. Dieses Denken führt dazu, dass sich viele Menschen überhaupt nicht mit ihrem Schlaf auseinandersetzen. Daran sind sie aber nicht alleine schuld.

Schlaf hat ein Imageproblem, sagt ein Freund von uns. Dem stimmen wir zu. Schlaf kommt in wesentlichen Bereichen unserer Gesellschaft gar nicht vor, er wird übersehen und nicht behandelt. So etwa in der Schule. Es ist vollkommen normal, dass über Ernährung, Alkohol oder Zigaretten gesprochen wird. Schlaf wird jedoch stiefmütterlich behandelt und ist selten bis gar nicht Bestandteil von Themenwochen.

Das führt dazu, dass es an einem Bewusstsein für die Bedeutung des Schlafes mangelt und sich viele nicht damit beschäftigen – weder zwangsweise als Lehrinhalt, noch freiwillig. Mit Schlaf beschäftigt man sich nur bei Problemen, so das allgemeine Empfinden.

Grund Nr. 1, warum so viele Menschen heutzutage unter Schlafproblemen leiden, hätten wir damit schon einmal geklärt: Es fehlt an einem Bewusstsein für das Thema und vor allem für die Folgen. Um das Beispiel aus der Schule noch einmal aufzugreifen: Dort werden wir über die Folgen von Rauchen und Alkoholkonsum und zum Teil auch von Zucker und Co. aufgeklärt. Viele Menschen passen ihr Verhalten dann entsprechend an, weil sie nicht unter den aufgezeigten gesundheitlichen Folgen leiden möchten.

Wir sind überzeugt, dass viele Menschen einen bewussteren Umgang mit ihrem Schlaf pflegen würden, wenn sie schon in jungen Jahren über die Folgen von Schlafmangel und Schlafproblemen aufgeklärt worden wären. Diese Aufklärung hat jedoch bei den meisten nicht stattgefunden. Das Ergebnis sehen wir in Verhaltensweisen, die für den Schlaf eher schädlich als förderlich sind. Was das für Verhaltensweisen sind, das lernst Du in diesem Buch.

Darum ist Schlaf so wichtig

Tragende Säule der Gesundheit

Schlaf ist eine tragende Säule der Gesundheit, wenn nicht sogar die Basis für ein gesundes und erfolgreiches Leben. Millionen Menschen tun etwas für ihre Gesundheit. Sie treiben Sport und schrauben an ihrer Ernährung. Viele nehmen auch Nahrungsergänzungsmittel und möchten ihren Körper und ihre Leistungen optimieren.

Dabei wird nicht beachtet: Ohne einen gesunden Schlaf ist alles nur halb so effektiv. Das wirst Du in diesem Buch und in den kommenden Kapiteln lernen. Schlaf hat Auswirkungen auf:

- Gewicht
- Stimmung
- Konzentration
- Sportliche Leistung
- Kreativität
- Produktivität
- Fähigkeit, Probleme zu lösen
- Krankheiten
- …

Schlaf hat unglaublich viele indirekte Einflüsse auf unsere Gesundheit. Das macht es schwierig, die Folgen von Schlafmangel greifbar zu machen. Die meisten Menschen bringen zu wenig Schlaf nur mit Müdigkeit und wenig Energie in Verbindung. Was eine kurze Nacht aber dauerhaft mit dem Körper anstellt, wird oft komplett unterschätzt. Am Ende steht irgendwann oder immer wieder mal eine Krankheit. Aber dass zu wenig Schlaf schuld daran sein kann…dafür sollen die kommenden Kapitel ein Bewusstsein schaffen.

Wie viel Schlaf ist richtig?

So viele Mythen existieren um diese Frage. Es entstehen zuweilen ganze Wettkämpfe und Streitigkeiten allein um diese Frage, wer wie viel Schlaf braucht. Wer mit den geringsten Schlafstunden auskommt, scheint der Gewinner zu sein. Er hat den Schlaf und seinen Körper im Griff. Ist diese Denkweise richtig?

Natürlich nicht. Bei der Frage, wie viele Stunden Schlaf Dein Körper braucht, geht es nicht darum, das vielleicht genetisch festgelegte Minimum zu erreichen, um maximal leistungsfähig zu sein.

Es geht mehr darum, dem Körper die Portion Schlaf zu geben, die er benötigt, um Dich morgens im optimalen Zustand in den Tag starten zu lassen.

Wie groß diese Portion Schlaf ist, das ist von Person zu Person sehr unterschiedlich. Wenn Du nun eine feste Zahl an Stunden Schlaf pro Nacht erwartet hast, muss ich Dich leider enttäuschen. So einfach ist das nicht.

Die amerikanische National Health Foundation hat sich einmal dieser spannenden Frage gewidmet: Wie viel Schlaf brauchen wir wirklich? Das Ergebnis lässt sich in der folgenden Tabelle gut erkennen.

Empfohlene Schlafdauer nach Altersgruppen in Stunden

Alter	Empfohlen	Möglicherweise angemessen
0 bis 3 Monate	14 bis 17	11 bis 13 und 18 bis 19
4 bis 11 Monate	12 bis 15	10 bis 11 und 16 bis 18
1 bis 2 Jahre	11 bis 14	9 bis 10 und 15 bis 16
3 bis 5 Jahre	10 bis 13	8 bis 9 und 14
6 bis 13 Jahre	9 bis 11	7 bis 8 und 12
14 bis 17 Jahre	8 bis 10	7 und 11
18 bis 25 Jahre	7 bis 9	6 und 10 bis 11
26 bis 64 Jahre	7 bis 9	6 und 10
Ab 65 Jahre	7 bis 8	5 bis 6 und 9

Während Babys noch bis zu 19 Stunden am Tag und in der Nacht schlummern, nimmt die Schlafdauer mit dem Alter ab. Sieben bis acht Stunden sollten es aber als Erwachsener stets sein.

Du siehst: Die Spanne der von Schlafforschern als angemessen eingestufte Schlafdauer ist sehr breit. Selbst jahrelange Forschung kann nichts an der Tatsache ändern, dass unsere Körper einfach zu verschieden sind.

Was wir noch erkennen: Schüler scheinen mehr Schlaf zu benötigen als junge Erwachsene. Babys sogar noch mehr als Schüler. Woran liegt das?

Wie wir uns in den nächsten Kapiteln noch genauer ansehen werden, passiert in der Nacht so einiges. Schlaf ist keineswegs tote Zeit, in der der Körper regungslos im Bett liegt und außer Ruhen keiner Aufgabe nachgeht. Nein, in der Nacht ist sehr viel los.

Tipp: Achte nicht nur auf Deine Schlafdauer, sondern auch Deine Schlafqualität. Wie Du diese erhöhst, lernst Du in den vielen Kapiteln, in denen ich Dir Tipps gebe, was Du zum Beispiel am Tag, am Abend oder vor dem Schlafengehen noch alles tun kannst und solltest, um Deinen Schlaf positiv zu beeinflussen.

Die innere Uhr - Darum sind regelmäßige Schlafenszeiten so wichtig

„Mein Schlafrhythmus ist total verschoben, ich schlafe zu sehr unterschiedlichen Zeiten und habe Probleme, in einen Rhythmus zu kommen."

So, oder so ähnlich formulieren viele Menschen ihre Schlafprobleme. Dabei kann es ganz einfach sein. Regelmäßige Schlafenszeiten sind unserer Meinung nach das effektivste Mittel, einen gesunden Schlafrhythmus zu entwickeln und so vielen Schlafproblemen vorzubeugen.

Eine unserer ersten Fragen, wenn wir Menschen mit Schlafproblemen beraten und näher betreuen ist daher:

„Hast Du regelmäßige Schlafenszeiten – auch am Wochenende?"

Wir können ja sehr viel erzählen, dass dies gut für Deinen Schlaf sei. Aber warum ist das so? Für den richtigen Schlafrhythmus ist neben Disziplin vor allem das Verständnis um den eigenen Schlaftyp, die innere Uhr sowie die Chronobiologie nötig. Was es damit alles auf sich hat, das erfährst Du in diesem Kapitel.

Chronobiologie

Schlafen und Wachsein – Diese beiden Zustände wechseln sich ja ständig ab. Der Schlaf ist aber nicht die einzige Körperfunktion, die einem ständigen Rhythmus unterliegt. Vor allem Hormone wie Melatonin und Cortisol (dazu mehr im Kapitel *Das passiert im Schlaf*), aber auch der Blutdruck oder die Körpertemperatur haben täglich die annähernd selben Hochs und Tiefs. Die Wissenschaft, die sich damit näher beschäftigt, nennt man Chronobiologie, vom Griechischen chronos = Zeit!

Das Ganze ist eine sehr, sehr komplexe Sache, die noch lange nicht vollends erforscht ist. Weil es sich dabei um Rhythmen handelt, die je nach Mensch 24 bis 25 Stunden andauern, nennt man das Steuerorgan dieser Rhythmen auch innere Uhr. In diesen inneren Uhren, die in jeder Körperzelle stecken, werden die biologischen Rhythmen erzeugt. Das Ganze ist so spannend und wichtig für unsere Gesundheit, dass es dafür 2017 den Nobelpreis für Medizin gab.

> **Spannend:**
>
> Dies haben Forscher im Bunkerexperiment herausgefunden. Dabei haben sie die Teilnehmer des Experiments in einer Höhle, fernab von Einflüssen von außen, ganz besonders Tageslicht, „eingeschlossen". Nach einigen Tagen zeigte sich dann, dass die Teilnehmer einem körpereigenen Rhythmus von etwa 25 Stunden folgen. Die körpereigene innere Uhr tickt damit etwas länger als „unsere" Uhr mit einer Dauer von 24 Stunden.

In allen lebenden Organismen, also auch Pflanzen, Tieren und Bakterien, gibt es diese Rhythmen, die sich auch untereinander abstimmen. Sie beeinflussen unsere Stimmung, Leistungsfähigkeit, aber vor allem unseren Schlaf. Dieses Verständnis kann dabei helfen, Schlafproblemen vorzubeugen oder sie zu beseitigen. Moderne Schlafforschung berücksichtigt immer Kenntnisse der Chronobiologie. Unser Körper unterliegt unzähligen Rhythmen, denen wir uns im großen Teil fügen müssen – sie sind nicht veränderbar. Wir können nicht einfach sagen: Körper, Du produzierst bitte nur noch am Tag Melatonin und nicht in der Nacht, weil ich Schichtarbeiter bin und nachts arbeiten muss. Das geht nicht! Mehr dazu im Kapitel *Das passiert im Schlaf.*

Gut zu wissen – die verschiedenen Rhythmen

Zirkadiane Rhythmen
Hierbei synchronisiert der Körper Prozesse im Körper auf einen stetigen Rhythmus von etwa 24 Stunden. Dass es nicht genau 24 Stunden sind, erkennst du bereits am Namen („zirka"). Ein Beispiel ist etwa der Schlaf-Wach-Rhythmus.

Zirkaditale Rhythmen
Diese dauern etwa 12,5 h. Wichtig sind sie für das Verhältnis von Ebbe und Flut. Für den Schlaf haben zikaditale Rhythmen keine Bedeutung.

Infradiane Rhythmen
Rhythmen, die länger als 24 h dauern, heißen infradiane Rhythmen. Für den Schlaf beim Menschen spielen sie keine Rolle. Im Tierreich sind der Winterschlaf und das Verhalten von Zugvögeln gute Beispiele.

Ultradiane Rhythmen
Diese biologischen Rhythmen dauern weniger als 24 Stunden. Wichtigstes Beispiel sind hier die Schlafzyklen in der Nacht, die zwischen 90 und 120 Minuten andauern.

Generell kann man sagen, dass Dein Schlaf umso besser ist, je mehr Du Deinen Tag und Deinen Abend diesen Rhythmen ausrichtest bzw. ausrichten kannst. Ein Leben gegen diese Rhythmen und inneren Uhren, führt zu gesundheitlichen Problemen. Darunter leiden vor allem Schichtarbeiter (mehr dazu im Kapitel *Schichtarbeit*).

Interessant zu wissen:

Wenn Dir ein Arzt einmal gesagt hat, dass Du ein bestimmtes Medikament unbedingt morgens und nicht abends einnehmen sollst, dann ist da sehr wahrscheinlich die Chronobiologie schuld. Manche Medikamente wirken nicht oder nicht so effektiv, wenn sie zur „falschen" Zeit eingenommen werden.

Innere Uhr

Die eben bereits angesprochene innere Uhr ist so etwas wie das Steuerungselement unseres Körpers. Anhand bestimmter Taktgeber bekommen die verschiedenen Körperfunktionen Signale, wie viel Uhr es ist und ob sie bestimmte Aufgaben zu erledigen haben.

Unser Körper hat jedoch nicht nur eine Uhr, die alles steuert. Neben einer „Hauptuhr", die sich im Gehirn (Nucleus suprachiasmaticus) befindet, hat jedes System (Organ, Nervenzellen, etc.) im Körper seine eigene Uhr. Damit alles im Lot bleibt, stimmen sich die inneren Uhren untereinander ab, um ihre jeweiligen Aufgaben zu erledigen.

Wie viele Stunden hat unsere innere Uhr?

Das wurde im erwähnten Bunkerexperiment herausgefunden. Die Teilnehmer lebten fernab von Tageslicht und anderen Einflüssen in einem Tagerhythmus von etwa 25 Stunden. Jeweilige Unterschiede führten zur Erkenntnis, dass es verschiedene Schlaftypen gibt. Dazu später noch mehr.

Unser Tag dauert jedoch 24 Stunden und keine 25, fragst Du Dich nun. Richtig, und deshalb gibt es Taktgeber, die dafür sorgen, dass die innere Uhr nicht ständig nach oder vor geht, sondern sich dem 24-Stunden-Rhythmus anpasst.

Wichtig:

Die inneren Uhren von Menschen ticken verschieden. Das Tempo Deiner inneren Uhr hängt von Deinem Erbgut ab. Beeinflussen kannst Du Deine Uhr daher nicht. Taktgeber sorgen dafür, dass sich Deine Uhr unserem 24-Stunden-Rhythmus anpasst.

Bevor wir gleich zu den Taktgebern der inneren Uhr kommen, schauen wir uns zunächst noch die grundlegenden Aufgaben an.

Aufgaben der inneren Uhr

Eine wesentliche Aufgabe der inneren Uhr ist die Steuerung des Schlafhormons Melatonin (dazu später noch mehr im Kapitel *Das passiert im Schlaf*). Ist es draußen hell, wird kein Melatonin produziert. Machst Du dagegen Deine Augen am Abend zu und schläfst, erhalten die Zirbeldrüsen im Gehirn als Produzenten des Melatonins das Signal, zu arbeiten.

Außerhalb des Schlafes werden durch die innere Uhr noch viele weitere Prozesse gesteuert. So etwa:

- Regulierung der Körpertemperatur

- Ausschütten bestimmter Hormone

- Stoffwechselprozesse

- Blutdruck

Je nach dem, welcher Schlaftyp (Chronotyp) Du bist, hast Du zum Beispiel Deine höchste Körpertemperatur etwas früher oder später am Abend erreicht oder eine andere Zeit für Dein natürliches Leistungshoch als Dein Partner etwa. So hat eine Lerche ihr Leistungshoch am Morgen natürlich viel früher als eine Eule, weil diese gerade erst aufgestanden ist. Dazu aber gleich noch mehr, wenn wir uns die Schlaftypen noch genauer anschauen.

Taktgeber der inneren Uhr

Unsere innere Uhr benötigt Taktgeber. Nur so weiß sie, wie sie ticken muss.

Tageslicht

Ein wesentlicher Taktgeber der inneren Uhren ist das Tageslicht, am besten Sonnenlicht. In der Netzhaut haben wir ein Eiweiß namens Melanopsin. Dieses reagiert auf die unterschiedlichen Lichtintensitäten und gibt die Signale im Gehirn weiter. Dort kommt das Signal im SCN an, dem suprachiasmatischen Nukleus. Das ist sozusagen das Herz der inneren Uhren und gibt die Signale an die vielen anderen inneren Uhren in unseren Zellen und Organen weiter. Ausreichend Tageslicht am Morgen und am Tag helfen der inneren Uhr, die richtige Taktung beizubehalten.

Aber: Der SCN reagiert nicht nur auf Licht. Er beobachtet zum Beispiel auch, was wir tun und passt die Uhren an. Sonst könnte sich unsere innere Uhr nicht „umstellen", wenn wir in eine andere Zeitzone fliegen. Denn dann haben wir eine Differenz zwischen der Zeit im Körper und der Zeit außen. Um das zu korrigieren und an alle inneren Uhren weiterzugeben, benötigen wir meist einige Tage.

Unser Verhalten

Unsere innere Uhr reagiert also auch auf andere Einflussfaktoren. Das sind etwa Reisen in eine andere Zeitzone, der Schlaf und unser Essverhalten. Der Körper macht sich damit weniger abhängig vom Haupttaktgeber Licht und der Schaltzentrale der inneren Uhren, dem SCN.

Bitte merken:

Regelmäßigkeiten in Sachen Schlaf und Licht helfen bei der richtigen Taktung unserer inneren Uhren.

Störfaktoren

Aufstehen, wenn es hell wird und zu Bett gehen, wenn es dunkel wird. Klingt ganz einfach und hat auch viele Jahre problemlos funktioniert. Wir Menschen haben ideal im Einklang mit der Natur gelebt. Unsere inneren Uhren waren total glücklich.

Dann kam die Industrialisierung und unsere Uhren begannen, durcheinander zu kommen. Der tägliche Arbeitsablauf stimmte nicht mehr mit der Natur überein und immer mehr Störfaktoren haben Einzug in unser Leben bekommen.

Positiv: Viele dieser Störfaktoren können wir selbst beeinflussen.

Schichtarbeit

Schichtarbeiter haben nicht nur ständig wechselnde Schlafens- und Wachzeiten. Sie arbeiten vor allem dann, wenn der Körper und unsere inneren Uhren auf Ruhe gestellt sind und ruhen, wenn der Körper auf Leistung ausgelegt ist.

Das führt vor allem zu einem gestörten Schlaf-Wach-Rhythmus und Schlafstörungen. Auch für andere chronische Krankheiten haben Schichtarbeiter durch das Leben entgegen der inneren Uhren ein erhöhtes Risiko. Anders als bei einem Wechsel in eine andere Zeitzone, können sich die inneren Uhren auch bei dauerhafter Nachtarbeit nicht wirklich umstellen. In Deutschland arbeitet fast jeder Fünfte in Schichtarbeit.

Mehr dazu im Kapitel *Schichtarbeit*.

Wechselnde Schlafenszeiten

Unser Körper mag Kontinuität und Regelmäßigkeit. Wechselnde Schlafenszeiten sorgen dafür, dass die innere Uhr und der Schlaf-Wach-Rhythmus durcheinander geraten. Eine regelmäßige Schlafenszeit mit einer Flexibilität von 20 bis 30 Minuten sehen viele Forscher als ideal an. Gegen spontane Ausnahmen bei Geburtstagen oder Feiertagen ist natürlich nichts einzuwenden.

Die moderne Arbeitswelt

Gängige Arbeitszeiten beginnen zwischen 7.30 Uhr und 9.00 Uhr. Das bedeutet ein frühes Aufstehen, meist zwischen 6.00 Uhr und 6.30 Uhr. Pendler müssen noch früher aufstehen. Wenn Du jetzt weißt, dass es die Schlaftypen Lerchen und Eulen gibt (dazu mehr im nächsten Kapitel), stellst Du fest: **Die Arbeitszeiten sind für Lerchen gemacht.** Millionen Menschen stehen damit entgegen ihrer inneren Uhr auf, weil sie müssen. Dafür benötigen sie dann einen Wecker, der sie allzu früh aus dem Schlaf klingelt.

Die Abweichung von biologischer Aufstehzeit zu tatsächlicher Aufstehzeit hat u.a. von Till Roenneberg, Professor für Chronobiologie an der Uni München, einen eigenen Namen bekommen: Sozialer Jetlag.

„Normaler" Jetlag ist bewusst gewählt, etwa bei einem Flug in den Urlaub. Der soziale Jetlag hingegen ist das Ergebnis der Anpassung an soziale und gesellschaftliche Entwicklungen. Viele Menschen leiden daher unter der Woche an 5 Tagen an einem Jetlag, von dem sie sich am Wochenende wieder zu erholen versuchen.

Künstliches Licht

Besonders abends setzen wir uns elektrischem Licht aus. Fernseher, Smartphone und Co. gehören bei vielen Menschen zum täglichen Abendprogramm.

Das Problem:

Durch künstliches Licht elektronischer Geräte bekommen die inneren Uhren (vereinfacht gesagt) das Signal, dass es Tag ist. Das führt zu einer späteren Ausschüttung des Schlafhormons Melatonin und kann zu Problemen beim Einschlafen führen. Das helle Licht bekämpft sozusagen Deine Müdigkeit. Künstliches Licht gilt jedoch als ein wesentlich schlechterer Taktgeber als Tageslicht. Deswegen schlafen wir auch ein, obwohl wir uns am Abend vor den Fernseher setzen. Mehr dazu im Kapitel *Schlafhygiene.*

Leben entgegen der inneren Uhr

Unser Körper reguliert also mit den inneren Uhren alle wichtigen Körperprozesse. So arbeitet der Körper in der Nacht anders als am

Tag. Diesen Grundmechanismus können wir nicht ändern. Es kommt daher zu körperlichen Problemen, wenn wir regelmäßig den Störfaktoren ausgesetzt sind und entgegen des Grundmechanismus leben.

Kurzfristige Probleme kennst Du sicher vom Jetlag, damit kommt der Körper klar. Dauerhaftes Leben entgegen der inneren Uhr wie bei der Schichtarbeit führt zu einem erhöhten Krankheitsrisiko. Das liegt vor allem daran, dass wichtige Stoffwechselprozesse gestört werden.

Dass wir fast alle entgegen der inneren Uhr leben, können wir an der Nutzung unseres Weckers erkennen. Den bräuchten wir ja nicht, wenn wir gemäß unserer inneren Uhr leben und arbeiten würden, oder?

Schlaftypen

Dass es verschiedene Schlaftypen gibt, auch daran ist die Chronobiologie „schuld". Wie eben bereits gelernt, ticken in unserem Körper viele innere Uhren, quasi in jeder Körperzelle eine. Diese werden von einer zentralen inneren Uhr gesteuert, dem SCN in unserem Gehirn. Und das Ticken dieser zentralen inneren Uhr ist dafür verantwortlich, ob Du eher ein Frühaufsteher oder Spätaufsteher bist.

Geht diese innere Uhr etwas nach als unsere äußere Uhr, braucht sie also etwa 25 Stunden, dann bist Du eher vom Schlaftyp Eule und damit ein Spätaufsteher. Geht Deine innere Uhr etwas vor, bist Du eine Lerche und damit ein Frühaufsteher.

Schlafforscher haben herausgefunden, dass junge Menschen in der Pubertät sehr stark zum Schlaftyp Eule tendieren. Erst ab dem 25. Lebensjahr, bei dem einen früher oder auch später, zeigt sich Dein genetisch bedingter Chronotyp.

Das gesellschaftliche Leben jedoch nimmt weder in jungen Jahren noch später Rücksicht auf die unterschiedlichen Chronotypen. Schule, Universität und die Arbeitswelt richten sich fast ausschließlich an Frühaufsteher. Eulen haben häufig das Nachsehen und quälen sich morgens aus dem Bett. Die perfekte Zeit für den Schulbeginn ist nach Meinung von Schlafforschern etwa 9.00 Uhr. Auch den meisten Arbeitnehmern täte ein späterer Arbeitsbeginn als aktuell oft sehr gut. Stattdessen stehst Du vielleicht schon um 6.00 Uhr auf, um Dich auf den Weg zu machen.

Leider lässt sich der Schlaftyp nicht wirklich ändern. Auch durch viel Disziplin und die Umsetzung der Tipps aus diesem Buch wird aus einer Eule keine Lerche. Die meisten Menschen sind ohnehin Normaltypen, leichte Frühaufsteher oder leichte Spätaufsteher. Die Folgen des gesellschaftlichen Lebens ohne Rücksicht auf die Schlaftypen halten sich daher in Grenzen.

Nichtsdestotrotz müssen Millionen Menschen morgens früher aus dem Bett als es ihr Schlaftyp vorsieht. Sie leiden unter dem erwähnten „sozialen Jetlag". Damit schlafen die Eulen tendenziell weniger und sehnen das Wochenende herbei, um endlich auszuschlafen. So geht es aktuell vielleicht auch Dir. Du weißt nun: Wenn Du das nächste Mal morgens hundemüde in der Schule, Universität oder Arbeit sitzt: Du bist nicht alleine Schuld – es liegt auch an Deinem Schlaftyp! Leider lässt sich daran wenig ändern. Dieses Buch hilft Dir dabei, dass Du trotzdem viel Gutes für Deinen Schlaf tun kannst.

Zusatzinfo:

Moderne Forschung der Chronobiologie unterscheidet nicht mehr nur zwischen Eulen und Lerchen. In den letzten Jahren haben sich die Tiere Wolf, Bär, Delfin und Löwe dazugesellt. Für das grundlegende Verständnis genügt jedoch die Unterscheidung nach Eulen und Lerchen.

Den eigenen Schlaftypen ermitteln

Spannend wäre es jetzt natürlich zu erfahren, wie Du Deinen eigenen Schlaftypen ermitteln kannst. Der Standardtipp an dieser Stelle ist immer: Im Urlaub. Wenn wir frei von Verpflichtungen sind, können wir unseren Tag und damit auch unseren Schlaf so einteilen, wie er für unseren Körper natürlich ist und passt. Das Problem dabei ist, dass meist mindestens zwei Wochen Urlaub nötig sind und diese am besten auch in der gewohnten Umgebung verbracht werden. In der ersten Urlaubswoche holen viele Menschen erst noch ihr angehäuftes Schlafdefizit auf. Aussagekräftige Ergebnisse hinsichtlich des genetischen Schlaftypen, wann wir also von selbst müde und wieder wach werden, lassen sich erst ab der zweiten Woche erzielen.

Leider haben viele Menschen nicht die Gelegenheit für zwei Wochen Urlaub am Stück zu Hause. Zum Glück gibt es aber auch Tests und Selbstfragebögen, um den Schlaftypen zu ermitteln. Einen solchen findest Du zum Beispiel beim Leipzig Institut für Arbeitsforschung der TU Dortmund:

www.ifado.de/fragebogen-zum-chronotyp-d-meq

Aber auch der führende Chronobiologe Till Roenneberg bietet auf seiner Webseite aussagekräftige Selbsttest an. Zum diesem Zeitpunkt (Ende Mai 2019) ist der neue Test (*Munich ChronoType Questionnaire*) noch nicht auf seiner Webseite veröffentlicht. Du solltest ihn aber zeitnah finden, wenn Du *Munich ChronoType Questionnaire* bei Google eingibst.

Gemeinsam haben alle Selbsttests, dass sie vor allem abfragen, wann Du gewöhnlich müde wirst, wie schwer Dir das Aufstehen zur aktuellen Uhrzeit fällt, wie wach und müde Du Dich aktuell nach dem Aufstehen fühlst oder wann Dein Leistungshoch ist. Anhand der Antworten lässt es sich gut abschätzen, ob Du eher ein Morgen- oder eher ein Abendtyp bist.

Stand jetzt gibt es meines Wissens noch keinen allgemein zugänglichen Gentest. In Forschungen wird bereits damit gearbeitet, anhand von Bluttests zu bestimmen, welche Uhrzeit zu diesem Zeitpunkt im Körper herrscht. Später wird dies vielleicht für individuelle Krebstherapien von Nutzen sein. Heute können wir als Privatpersonen oder auch Arbeitgeber, etwa um Schichtpläne chronotypengerecht einzurichten, nur auf Fragebögen zurückgreifen. Für noch mehr Wissen rund um die Chronobiologie empfehle ich Dir die Bücher von Till Roenneberg und Maximilian Moser. Du findest sie am Ende des Buches im Literaturverzeichnis.

Interessant – Schlaftypen früher:

Heute gibt es allerhand Schlaftypen. Die Spanne zwischen später Eule und früher Lerche kann bis zu 8 Stunden betragen. Während die frühe Lerche also schon um 21.00 Uhr ins Bett geht, nimmt die späte Eule erst gegen 05.00 Uhr morgens den Weg ins Bett. Die Lerche steht da schon wieder auf. War das schon immer so?

Schlafforscher und Chronobiologen hatten schon lange die Vermutung, dass erst durch die Erfindung des künstlichen Lichts und die damit verbundene Möglichkeit, den Schlaf nach hinten zu verschieben, sich so viele verschiedene Schlaftypen entwickelt haben. Und tatsächlich: Sie hatten recht. Anhand von Beobachtungen an Urvölkern in Südamerika, die noch fern der modernen Zivilisation und damit ohne künstliches Licht leben, konnte festgestellt werden, dass die Spanne der Schlaftypen ursprünglich nur 2 Stunden beträgt und alles, was darüber hinaus geht das Ergebnis unseres unnatürlichen Licht-Konsums ist.

Die Macht der Gewohnheiten

Wie in der Einleitung dieses Kapitels bereits erwähnt, mag unser Körper vor allem Regelmäßigkeiten. Darum dreht sich das ganze Kapitel und auch dieser Abschnitt ist dem Oberthema Regelmäßigkeit gewidmet, indem es sich mit Gewohnheiten auseinandersetzt. Gewohnheiten, wie etwa beständige Schlafenszeiten, sind nichts weiter als regelmäßige Verhaltensweisen.

Weitere Gewohnheiten in Deinem Leben können sein:

- Eine Morgen- oder Abendroutine
- Der Kaffee am Morgen
- Abendspaziergang
- Joggen am Morgen

Gewohnheiten eignen sich wunderbar, Deine inneren Uhren zu takten. Reize und Signale, die Dein Körper täglich zur selben Zeit erhält, helfen ihm dabei, zu erkennen, wie viel Uhr es ist und was als nächstes passieren wird.

Wir können Dir nur empfehlen, Gewohnheiten in Deinen Alltag zu integrieren. Regelmäßige Schlafenszeiten sind dabei die für den Schlaf wohl wichtigste Gewohnheit (mehr dazu im Kapitel *Schlafhygiene*). Bei weiteren Gewohnheiten kannst Du Deiner Kreativität und Geschmack freien Lauf lassen – da gibt es keine Regeln! Wichtig ist nur, dass Du keine Gewohnheiten etablierst, die einen guten und gesunden Schlaf stören (mehr dazu auch im Kapitel *Schlafhygiene*).

Das passiert im Schlaf

Schlaf ist keinesfalls tote Zeit, wie man lange glaubte. Wenn wir schlafen, ist im Körper eine ganze Menge los. Was genau, das erfährst Du in diesem Kapitel.

Schlafphasen

Während wir schlafen, durchläuft unser Körper verschiedene Schlafphasen, in denen unterschiedliche Prozesse stattfinden. Die Summe der Schlafphasen ergibt dann einen Schlafzyklus. Gehen wir diese einmal der Reihe nach durch.

Phase 1: Die Einschlafphase

Die Einschlafphase beschreibt die Zeit zwischen Wachsein und Schlaf. Wir befinden uns in einem Zustand der Entspannung und atmen gleichmäßig. Unsere Muskeln sind locker und der Puls ist ruhig. Zudem verlangsamen sich unsere Hirnströme.

Da sich unser Körper noch nicht im Tiefschlaf befindet, können wir jetzt noch schnell und einfach wieder hellwach werden – sofern uns Geräusche oder Aktivitäten in der näheren Umgebung stören.

In dieser Phase finden zudem zwei Dinge statt, die das Einschlafen stören. Beginnen wir mit dem harmlosen Störfaktor.

Zucken der Beine

Kennst Du das auch? Du scheinst Dich gerade in das Reich der Träume zu verabschieden, da zuckt das rechte Bein, Du schrickst auf. Was soll das und ist das gefährlich? Die gute Nachricht: Das ist nicht gefährlich, lässt sich aber auch nicht wirklich vermeiden. Und was soll das?

Wenn Du versuchst einzuschlafen, befindet sich Dein Körper in einem Zustand zwischen Wachsein und Schlafen. Er beginnt, langsam herunterzufahren, die Muskeln erschlaffen. Dieser Prozess findet in unserem Körper nach und nach statt. Du kannst nicht mit einem Fingerschnipsen von „Wachsein" auf „Schlafen" umstellen.

Beim Einschlafen sind nun oft bestimmte Gehirnbereiche, die sich um unsere Bewegung kümmern, noch wach, während die Muskeln bereits schlaff sind. Das Gehirn kennt den Zustand der schlaffen Muskeln in wachem Zustand jedoch nicht, außer vielleicht wenn wir fallen, und reagiert darauf mit einem schnellen, nervösen Zucken.

Unsere Muskeln sind zwar schlaff, aber dennoch wach und können die Signale von unserem Gehirn weiter wahrnehmen und entsprechend reagieren.

Das Zucken liegt also daran, dass Gehirn und Muskeln gewissermaßen nicht gleichzeitig einschlafen. In jedem Fall ist das ungefährlich und passiert eigentlich auch nicht jede Nacht.

Grübeln

Viel nerviger, und häufiger vorkommend, ist das Grübeln. Die Einschlafphase, in der wir so tun, als ob wir schlafen würden, um eben dieses zu tun (ganz schön komisch, oder?), ist ideal, um zu grübeln. Wir verfallen schnell in andere Gedanken, die uns vor dem Übergang in Schlafphase Nr. 2 bewahren. Das kann nervig sein und auf Dauer belasten. Zum Glück kann dies in den weiteren Schlafphasen nicht mehr passieren. Wie Du dem Grübeln trotzdem ein Ende bereiten kannst, das schauen wir uns am Ende des Buches bei den Schlaftipps auf einen Blick und im Kapitel Am Abend entspannen an.

Die Einschlafphase dauert bei einem gesunden Menschen etwa 10 bis 15 Minuten. Bis zu 30 Minuten gelten als okay.

Phase 2: Der leichte Schlaf

In dieser Phase schlafen wir nun, das Bewusstsein ist abgeschaltet und die Muskeln weiter entspannt. Über die Nacht hinweg nimmt der leichte Schlaf die meiste Zeit in Anspruch, besonders gegen Ende der Nacht.

In einem Schlafzyklus nimmt Phase 2 etwa 25 Minuten Zeit ein. Mehr über die Bedeutung des Leichtschlafs erfährst Du in Kapitel *Schlafen und Lernen*.

Phasen 3 und 4: Die Tiefschlafphasen

Lange Zeit hat die Schlafforschung diese Schlafphasen getrennt betrachtet und unterschieden zwischen dem *leichten* Tiefschlaf und dem *normalen* Tiefschlaf. Heute werden die beiden Phasen eigentlich nur noch zusammen als eine Phase betrachtet.

Im Tiefschlaf ist es, wie der Name schon andeutet, ziemlich schwer, uns wieder aufzuwecken – zum Glück!

Der Tiefschlaf gilt als der erholsamste Schlaf. Hier arbeiten die Wachstumshormone daran, dass wir wachsen, unsere Zellen erneuern sich und abgestorbene Hautzellen werden durch neue ersetzt. Der Stoffwechsel wird angeregt, das Immunsystem bekämpft Angreifer und vieles mehr. Kurz gesagt: Hier finden die meisten Funktionen des Schlafes statt.

In den ersten drei bis vier Stunden Schlaf sind Deine Tiefschlafphasen am längsten. Am Ende der Nacht haben wir kaum noch Tiefschlaf. Die Natur war hier – wie eigentlich immer – clever und hat den erholsamsten Schlaf an den Anfang der Nacht gepackt, damit diesen Schlaf auch jeder bekommt. Das ist mit ein Grund dafür, dass Schlafforscher eine Schlafdauer von 4 bis 4,5 Stunden als Schlafminimum ansehen (bitte nicht als Argument für wenig Schlaf verwenden!).

Während eines Schlafzyklus nehmen die Tiefschlafphasen etwa 35 Minuten Zeit ein. Die Dauer und Intensität sind aber auch von unserer Aktivität am Tag abhängig. Haben wir uns besonders viel verausgabt, etwa nach einem Marathon, produziert unser Körper in der Nacht auch mehr Tiefschlaf. Nur logisch: Er braucht jetzt besonders viel körperliche Erholung.

Phase 5: Die REM-Phase

Nach Phase 4 und etwa 60 bis 90 Minuten kommt die letzte Phase des Schlafzyklus: Die REM-Phase oder auch REM-Schlaf genannt.

REM steht dabei für Rapid-Eye-Movement, also schnell bewegende Augen. Diese Schlafphase wird oft auch Traumphase genannt, weil sich in dieser Phase geweckte Personen am meisten an Träume erinnern. Das haben Forscher übrigens erst im Jahre 1953 herausgefunden.

In der REM-Phase läuft unser Körper wieder stärker auf Touren. Das Herz schlägt schneller, der Blutdruck steigt, die Atmung wird unregelmäßiger und das Gehirn ist wieder aktiver. Zudem sind unsere Muskeln völlig schlaff. Das soll verhindern, dass wir unsere Träume ausleben und sonst wild um uns schlagen.

Welche Funktion die REM-Phase hat, das ist nicht vollständig geklärt. Forscher sind sich jedoch einig, dass in der REM-Phase Prozesse ablaufen, die die geistige und emotionale Erholung unterstützen sowie kreatives Denken fördern. Mehr zum REM-Schlaf auch im Kapitel *Das Land der Träume*.

Der REM-Schlaf dauert in der ersten Nachthälfte nur 10 Minuten, gegen Ende der Nacht bis zu 30 Minuten. Nach der REM-Phase geht der Körper wieder in den leichten Schlaf über: Das Spiel der Schlafphasen beginnt von vorn.

Ein Ablauf der fünf Schlafphasen gilt als Schlafzyklus. Ein Zyklus dauert etwa 90 bis 120 Minuten und wiederholt sich – mit

Ausnahme von Phase 1, denn wir schlafen ja nur 1x ein - etwa vier bis fünfmal in der Nacht.

Störungen dieses Zyklus, wie zu kurze oder häufig unterbrochene Schlafphasen, sind ein Indikator für Schlafprobleme.

Woher weiß man das alles?

Entscheidendes Merkmal sind hier unsere Gehirnwellen. Diese sind je nach Schlafphase unterschiedlich ausgeprägt. So kann mithilfe eines EEGs in einem Schlaflabor ermittelt werden, in welcher Schlafphase man sich befindet und ob unser Schlafzyklus in Ordnung ist.

Die unterschiedlichen Gehirnwellen

Gamma-Wellen: Diese aktiven Gehirnwellen stehen für geistige Höchstleistung und treten bei konzentrierten Arbeiten auf. In einem gesunden Schlafzyklus haben sie nichts zu suchen.

Beta-Wellen: Bei „normalem" konzentrierten Arbeiten sind diese Gehirnwellen aktiv. Etwa beim Lesen dieses Buches. Im Wachzustand machen diese Wellen den größten Teil aus. Im Schlaf treten sie nur stellenweise im REM-Schlaf auf.

Alpha-Wellen: Denken wir am Tag nach oder träumen vor uns hin, dann werden die Alpha-Wellen im Gehirn aktiv. Dabei handelt es sich um langsame Gehirnwellen, die für Entspannung stehen. Die REM-Phase, also der Traumschlaf, ist von Alpha-Wellen gekennzeichnet.

Theta-Wellen: Diese Gehirnwellen stehen für tiefe Entspannung. Im Wachzustand treten sie kaum auf, höchstens wenn Du meditierst. Im Schlaf treten Theta-Wellen vor allem in der Einschlaf-, Leichtschlaf- und REM-Phase auf.

Delta-Wellen: Diese Gehirn-Wellen sind die ruhigsten. Sie stehen für maximale Entspannung und sind in den Tiefschlafphasen aktiv.

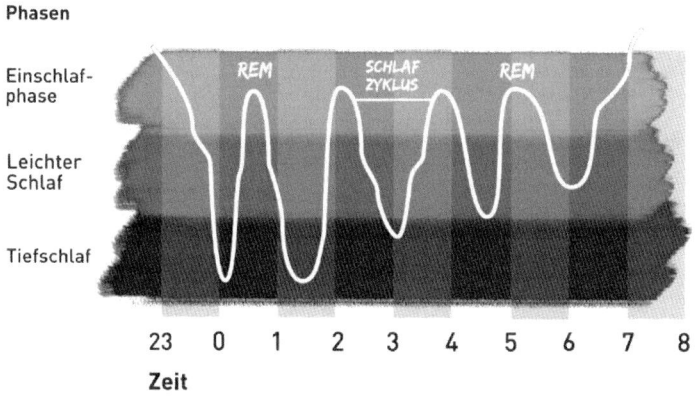

Hormone

Schlaf und Hormone sind ein gutes Team, das wirst Du in diesem Buch noch mitbekommen. Viele Hormone werden durch die im vorherigen Kapitel erwähnten inneren Uhren gesteuert und beeinflussen damit den Schlaf maßgeblich.

Neben dem Schlaf spielen Hormone aber auch bei der Liebe, dem Essen und unserer Stimmung eine große Rolle. Unserer Meinung nach ist das grundlegende Verständnis von wichtigen Hormonen daher sehr wichtig. Du solltest dieses Kapitel unbedingt lesen.

Serotonin

Serotonin kennst Du vielleicht schon. Es wird auch das Glückshormon genannt. Streng genommen handelt es sich dabei um einen Neurotransmitter, einen Botenstoff, der gewisse Signale an unser Gehirn und unsere Nervenzellen weitergibt. Aber Du hast Dir ja ein Schlafbuch und kein Biologiebuch gekauft und Serotonin ist nun einmal als Glückshormon bekannt, also fassen wir es hier einmal unter die Hormone.

Welche Rolle spielt dieses Glückshormon nun beim Schlafen, hilft es, dass wir glücklicher einschlafen und am Abend weniger grübeln? Leider nein.

Damit wir abends gut und schnell einschlafen können, produziert unser Körper bei Dunkelheit das Schlafhormon Melatonin. Das kann unser Körper jedoch nicht „einfach so" produzieren. Er bedient sich dabei des Glückshormons Serotonin und wandelt dieses dann in Melatonin um.

Am Abend haben wir dadurch weniger Serotonin in unserem Gehirn. Und genau deswegen grübeln wir beim Einschlafen vor allem über Sorgen, Ängste und Probleme statt über positivere

Dinge. Wie Du das Grübeln dennoch vermeiden kannst, lernst Du am Ende des Buches bei den *Schlaftipps auf einen Blick* und im Kapitel *Am Abend entspannen.*

Melatonin

Eben schon angesprochen, ist Melatonin das wohl wichtigste Hormon, wenn es um das Einschlafen geht. Bevor Du nun böse auf das Melatonin bist, weil es Dir am Abend das Serotonin wegnimmt und Dich grübeln lässt, lies besser noch einige Zeilen weiter:

Melatonin möchte nur Dein Bestes!

Melatonin wird auch das Schlafhormon genannt. Aber was befähigt es dazu, diesen überragenden Namen tragen zu dürfen? Dafür werde ich nun etwas weiter ausholen müssen, aber keine Sorge: Das ist wirklich spannend!

Was ist Melatonin und wie wird es gebildet?

Melatonin ist ein "Endprodukt" aus der Kette L-Tryptophan - Serotonin - Melatonin und wird dann gebildet, wenn es dunkel ist. Nimmt unser Auge Licht wahr, registriert dies der Suprachiasmatische Nucleus (SCN) in unseren Augen und gibt dies an die Zirbeldrüse in unserem Gehirn weiter. Diese stoppt dann die Melatoninproduktion.

Der Suprachiasmatische Nucleus ist bereits häufiger in diesem Buch vorgekommen und unsere wichtigste innere Uhr, die viele Prozesse im Körper steuert.

Neben der Zirbeldrüse wird Melatonin unter anderem auch im Darm, im Auge und an der Haut produziert. Die Hauptproduktion findet jedoch in der Zirbeldrüse statt.

Im Laufe des Abends, also mit zunehmender Dunkelheit, steigt der Melatoninspiegel in unserem Körper kontinuierlich an. Seinen Höhepunkt erreicht er gegen etwa 3.00 Uhr nachts und fällt dann Richtung Morgen immer weiter.

Merke: Je älter Du wirst, desto weniger Melatonin produziert Deine Zirbeldrüse. Das ist häufig einer der Hauptgründe für Einschlafprobleme bei älteren Menschen.

Wie wirkt Melatonin in unserem Körper?

Melatonin zeichnet sich für die Regulierung des Tag-Nacht-Rhythmus verantwortlich. Das Schlafhormon wirkt damit auf unsere innere Uhr und signalisiert unserem Körper, welche Uhrzeit gerade ist. Aufgrund dieser Information werden viele wichtige Prozesse im Körper gesteuert. Melatonin wird daher oft auch als chronobiologischer Botenstoff bezeichnet (Chronobiologie = Lehre der inneren Uhr). Da Melatonin vor allem bei Dunkelheit produziert wird, sendet Melatonin der inneren Uhr das Signal:

"Hey, es ist dunkel. Gleich ist es Zeit, zu schlafen."

Wird wenig Melatonin produziert, weiß unser Körper, dass es draußen hell ist, also Tag.

Daneben hat Melatonin eine antioxidantische Wirkung. Du kennst das vielleicht von einigen Lebensmitteln wie z. B. der Heidelbeere, die viele Antioxidantien enthält und daher als besonders gesund gilt.

Antioxidantien haben in unserem Körper die Aufgabe, Zellen zu schützen, indem schädliche freie Radikale zerstört werden. Melatonin wird deshalb auch nachgesagt, den Alterungsprozess des Körpers zu verlangsamen. So können wir bereits zwei wichtige Aufgaben des Melatonins festhalten:

1. Unserem Körper signalisieren, wann Tag und wann Nacht ist, damit er den Prozess des Einschlafens einläuten kann.

2. Unsere Zellen vor schädlichen freien Radikalen schützen.

Du tust also gut daran, für eine ausreichende Melatoninproduktion zu sorgen. Es gibt genau zwei Dinge, die Melatonin gar nicht mag.

Blaues Licht und Cortisol

Blaues Licht wirst Du in diesem Buch noch oft genug lesen, keine Sorge. Falls Du schon spicken möchtest, kannst Du zum Kapitel *Schlafhygiene* vorblättern. Wir kümmern uns zunächst um das Cortisol.

Cortisol

Cortisol hast Du sicher schon einmal gehört. Es ist auch unter dem Begriff Stresshormon bekannt und genießt leider keinen so guten Ruf. Stress ist böse, Cortisol damit auch. Dabei ist das zu einfach gedacht. Cortisol hat in unserem Körper viele wichtige Aufgaben zu erledigen und ohne Cortisol hätten wir morgens reichlich Probleme, aus dem Bett zu kommen.

Was macht Cortisol?

Vieles. Du kannst Dir gut merken: Cortisol ist ein natürlicher Wachmacher und ein Gegenspieler von Melatonin, die beiden mögen sich also nicht. Wenn Du eben gut aufgepasst hast, weißt Du:

Das Schlafhormon Melatonin hat seinen Höhepunkt gegen 3.00 Uhr in der Nacht, ab dann fällt der Melatoninspiegel kontinuierlich. *Aber wie kann das sein? Schließlich ist es um 3.00 Uhr nachts doch immer noch dunkel und die Melatoninproduktion wird doch nur gestoppt, wenn unser Auge, und damit die Zirbeldrüse, Licht wahrnimmt.* Sehr gut aufgepasst!

Neben dem Licht sorgt Cortisol dafür, dass unser Körper aufhört, oder gar nicht erst damit beginnt, Melatonin zu produzieren. Ab 3.00 Uhr nachts startet der Körper mit der Cortisolproduktion und verdrängt, vereinfacht gesagt, das Melatonin. Damit wird also mitten in der Nacht ganz langsam der natürliche Aufwachprozess eingeläutet. Cortisol aktiviert dabei in unserem Gehirn die Regionen, die für den Wachzustand verantwortlich sind.

Ich hoffe, damit ist die Furcht vor Cortisol schon einmal etwas genommen. Das Stresshormon ist für das Aufwachen also essentiell und ganz und gar nicht böse.

Aber: Man soll den Tag bekanntlich nicht vor dem Abend loben! Cortisol kann den Schlaf durchaus negativ beeinflussen und zwar am Abend.

In der Nacht darf es das Melatonin gerne verdrängen, wenn das Schlafhormon beim Einschlafen und in den erholsamen Tiefschlafphasen seine Arbeit geleistet hat. Abends soll das Stresshormon tunlichst fernbleiben, denn da brauchen wir doch Melatonin. Hast Du also am Abend zu viel Cortisol im Körper, behindert dies die natürliche Produktion von Melatonin, die mit der Dunkelheit begonnen hat.

Ok, gut zu wissen. Aber woher weiß ich denn, wie viel Cortisol sich in meinem Körper befindet? Gibt es dazu ein Thermometer, das ich in mein Ohr halte und schon weiß ich Bescheid?

Es gibt durchaus Methoden, den Cortisolspiegel in Deinem Körper zu messen. So einfach wie mit einem Thermometer ist das jedoch nicht. Aber das ist auch gar nicht nötig. Es genügt zu wissen, wie und in welchen Situationen Cortisol entsteht.

Wie entsteht Cortisol?

Cortisol wird zwar das Stresshormon genannt, kommt in unserem Körper jedoch nicht nur in Stresssituationen oder beim Aufwachen vor. Vielmehr produziert der Körper es in unserer Nebenniere den ganzen Tag über. Morgens besonders viel, damit wir wach werden und über den Tag verteilt immer weniger.

Seinen Tiefpunkt hat es am Abend ab 21.00 Uhr. Also pünktlich, wenn das Schlafhormon Melatonin seine Arbeit erledigen möchte und wir uns auf das Einschlafen vorbereiten. Kurz nach 3.00 Uhr in der Nacht steigt der Cortisolspiegel dann wieder an, der natürliche Aufwachprozess beginnt.

Dieser natürliche Prozess lässt sich beeinflussen. Neben Stress ist Sport einer der Hauptfaktoren für einen Anstieg von Cortisol. Immer dann, wenn unsere volle Aufmerksamkeit benötigt wird, der Körper gefordert oder überfordert wird, fühlt sich Cortisol angesprochen und versucht, uns zu helfen.

Das ist auch gut, um besondere (Extrem-) Situationen meistern zu können. Wenn das Cortisol rechtzeitig zum Einschlafen wieder abgebaut ist, kommt unser Körper sehr gut damit zurecht. Neben Cortisol gibt es noch andere Stresshormone, so z. B. das Adrenalin.

Während Adrenalin nach einer Achterbahnfahrt schnell wieder abgebaut ist, dauert das bei Cortisol deutlich länger. Deshalb solltest Du für zusätzliches Cortisol eher am Morgen und Mittag sorgen. Stress und sehr anstrengender Sport hat daher mit einem entspannten und schlaffördernden Abend nichts zu tun.

Ghrelin und Leptin

Hast Du Dich schon einmal gefragt, warum Du in der Nacht problemlos 8 bis 10 Stunden ohne Essen auskommen kannst, am Tag aber nicht?

„Schuld" daran sind die Hormone Ghrelin und Leptin. Ghrelin ist das Appetithormon, Leptin das appetitzügelnde Hormon.

Während wir schlafen, produziert unser Körper Leptin und sorgt dafür, dass wir nicht aufgrund von Hunger wach werden. Wirst Du nachts trotzdem wach und biegst auf dem Weg zur Toilette links zum Kühlschrank ab, liegt das in der Regel nicht an Leptin.

Schlafmangel führt dazu, dass unser Körper mehr Ghrelin produziert. Das ist dann einer der Gründe dafür, warum zu wenig Schlaf zu Heißhungerattacken führt. Und zwar nicht erst nach ein paar kurzen Nächten. Eine Studie hat gezeigt, dass bereits eine einzige (!) Nacht dazu führen kann, dass unser Körper 22 % mehr Ghrelin produziert.

Vielleicht kannst Du das aus Erfahrung bestätigen: Unser Körper versucht den Schlafmangel irgendwie zu kompensieren und reagiert darauf mit mehr Hunger. Plötzlich landet mehr Süßes im Mund als üblich, wir versuchen mit dem Zucker schnell Energie zu tanken und das Verlangen nach Junkfood ist größer als sonst.

Wenn wir nicht richtig ausgeschlafen sind, sind wir oft nicht so diszipliniert, uns an eigene Ernährungsregeln zu halten. Und so landen dann Nahrungsmittel in unserem Mund, von denen wir eigentlich wissen, dass sie dort nicht hingehören.

Zu wenig Schlaf kann daher Überwicht durchaus begünstigen. Wer zu wenig schläft, isst tendenziell mehr und hat gleichzeitig weniger Lust und Disziplin für Sport – ein Teufelskreis. Es gibt gar Studien, die einen Zusammenhang zwischen Schlafmangel und dem Body-Mass-Index festgestellt haben.

Testosteron

Testosteron wird vor allem im Schlaf gebildet. Im Schlaf wird damit die Grundlage für den Trainingserfolg aber auch die Spermienbildung und damit die Familienplanung gelegt. Zahlreiche Studien zeigen einen geringeren Testosteronspiegel und verminderte Spermienanzahl bei zu wenig Schlaf (weniger als 6 Stunden). Ein Grund mehr, ausreichend zu schlafen. Neben den im Tiefschlaf gebildeten Wachstumshormon ist Testosteron für die Proteinsynthese verantwortlich. Du willst Muskeln aufbauen? Schlaf gut!

Lernen

Das war jetzt viel Theorie, die Dir aber hoffentlich veranschaulichen konnte, dass Schlaf keine langweilige, sondern eine komplexe und sehr interessante Körperfunktion ist. Kommen wir nun zu weiteren wichtigen Themen.

Ist es möglich, im Schlaf zu lernen und wie beeinflusst der Schlaf die Lernfähigkeit und Gedächtnisleistung?

Schlaf hat einen sehr großen Einfluss auf unser Gehirn, das Lernen und unser Gedächtnis. Es lohnt sich also, weiterzulesen.

Lernen im Schlaf – Noch einmal eine Nacht darüber schlafen

Im Laufe des Tages ist unser Gehirn unglaublich vielen Reizen ausgesetzt. Es sieht Neues, liest Neues, hört Neues und bekommt neue Fähigkeiten anhand unserer motorischen Fertigkeiten vermittelt. Dies ist ein fortlaufender Prozess. Jede Millisekunde erhält das Gehirn neue Informationen und muss diese verarbeiten.

Hast Du Dich schon einmal gefragt, wann das Gehirn all diese Reize verarbeitet? Während wir schlafen!

Der Schlaf ist für unseren Körper und unser Gehirn mit der Zeit ein stetig wiederkehrender Prozess ohne viel Neues von außen. Wenn Du nun zwischen sechs und zehn Stunden in Deinem Bett liegst, kann das Gehirn das tun, was es schon den ganzen Tag über tun wollte:

Alle Informationen des Tages aus dem Zwischenspeicher lösen und sortieren

Dazu werden Verbindungen zwischen unseren Nervenzellen entweder gelöst (*das war unwichtig*) oder gefestigt (*das habe ich jetzt schon öfter gelesen, das ist wichtig*) und gehen in das Gedächtnis über. Dies geschieht über 2 Schritte:

Schritt 1: Waschen des Hippocampus

Der Hippocampus ist eine Region in Deinem Gehirn, genauer gesagt befindet er sich im Großhirn. Die Aufgabe des Hippocampus ist es, Informationen des Tages zwischen zu speichern. Dabei kümmert sich der Hippocampus vor allem, aber nicht nur, um faktenbezogene Informationen.

Der Hippocampus hat nur eine bestimmte Kapazität und kann nicht grenzenlos Informationen aufnehmen. Deshalb entleert er sich in der Nacht. Schlafforscher sprechen oft davon, dass sich das Gehirn wäscht. Würde es sich nachts nicht waschen, wäre es schon nach kürzester Zeit überfordert und könnte keine neuen Informationen mehr aufnehmen und langfristig verarbeiten.

Dieser Vorgang findet im Schlaf statt, genauer gesagt in den Nicht-REM-Schlafphasen. Diese Phasen finden vor allem zu Beginn und am Ende des Schlafes statt, wenn sich der REM-Schlaf und Leichtschlaf abwechseln. Es ist daher falsch zu glauben, dass nur die Tiefschlafphasen wichtig sind. Auch die Leichtschlafphasen haben eine große Bedeutung für Deine Gesundheit.

Nur bei ausreichendem Schlaf kann der Hippocampus sich vollständig leeren, damit Du am nächsten Tag viele neue

Informationen aufnehmen kannst. Schläfst Du also oft zu wenig, stehst Du morgens nicht mit den optimalen Voraussetzungen auf, Neues aufzunehmen.

Was passiert, wenn sich der Hippocampus nicht vollständig leeren kann? Nun, dann kannst Du entweder nicht mehr so viel Neues am Tag aufnehmen oder die noch im Hippocampus verfügbaren Informationen werden überschrieben. Klingt nicht so gut, oder?

Schritt 2: Übertrag vom Hippocampus in den Neocortex

Hast Du den Hippocampus am Tag über mit Informationen gefüllt und den Waschvorgang in der Nacht gestartet, geht dieses Wissen natürlich nicht verloren. Du möchtest ja, dass es in das Gedächtnis übergeht und in den kommenden Tagen, Wochen und Jahren auf Wunsch abrufbar ist.

Dazu wandert das faktenbezogene Wissen aus dem Hippocampus in der Nacht in den Neocortex. Auch dieser Prozess findet außerhalb des REM-Schlafes statt. Der Neocortex befindet sich ebenfalls in der Großrinde Deines Gehirns.

Hinter dem Spruch „Ich lerne im Schlaf" ist also sehr viel Wahres dran. Wissenschaftler gehen sogar so weit und sagen, dass ohne Schlaf gar kein Lernen möglich sei, einfach weil dieser Prozess der Übertragung in das Gedächtnis am Tage nicht stattfindet.

Fazit:

Ausreichend Schlaf ist nicht nur nötig, um das am Tag Gelernte zu speichern, sondern vor allem, um am nächsten Tag in der Lage zu sein, Neues aufzunehmen. Schlaf bereitet das Gedächtnis damit auf das Lernen vor.

Nicht nur Vokabeln

Nicht nur das Lernen und Abrufen von Vokabeln profitieren von einem ausreichenden und erholsamen Schlaf. Du lernst im Schlaf mehr als reines Faktenwissen. Auch motorische Fähigkeiten verbessern sich über Nacht. Dazu gehört das Lernen eines Instruments, einer neuen Sportart, aber auch Fahrrad- und Autofahren. Alles, was für unser Gehirn neu ist, wird besser verarbeitet, wenn wir anschließend ausreichend schlafen.

Das ist keine vage These, die von Eltern genutzt wird, um ihre Kinder zu mehr Schlaf zu animieren. Viele spannende Studien haben sich mit dem Thema auseinandergesetzt, deren Ergebnisse nun vor allem in der Medizin und im Sport von hoher Bedeutung sind.

Du übst am Abend ein schwieriges Musikstück auf Deinem Instrument und es klappt partout nicht. Etwas frustriert gehst Du schlafen und probiert es am nächsten Morgen erneut: Du kannst die schwierige Stelle des Musikstücks nun spielen. Was ist über Nacht passiert?

Genau dieses Beispiel war Anlass und Gegenstand zentraler Forschungsarbeiten des Schlafforschers Matthew Walker rund um die Weiterentwicklung motorischer Fähigkeiten, wenn wir schlafen. Dabei haben die Forscher unter anderem zwei Gruppen von Probanden eine bestimmte Tonfolge am Piano üben lassen.

Gruppe Nr. 1 übte am Morgen und wurde am Abend erneut getestet. Damit wurde geschaut, ob das Gehirn nicht doch schon am Tag die motorischen Fähigkeiten verbesserte.

Gruppe Nr. 2 übte am Abend und durfte anschließend eine Nacht mit 8 Stunden Schlaf genießen. Ein erneuter Test der Tonfolge am Piano folgte dann am Morgen.

Insgesamt hatten beide Gruppen zwischen den Tests eine Pause von etwa 12 Stunden, mit dem Unterschied, dass Gruppe Nr. 1

währenddessen wach geblieben ist und Gruppe Nr. 2 acht Stunden schlafen durfte.

Das Ergebnis: Gruppe Nr. 2 konnte die Tonfolge am Morgen um 20 % schneller und um 35 % genauer spielen. Bei Gruppe Nr. 1 zeigte sich am Abend keine nennenswerte Verbesserung.

Unser Körper ist damit zu etwas Magischem in der Lage: Er verbessert Deine Fähigkeiten, ohne dass Du dafür etwas tun musst. Weitere spannende Studien bestätigten diese Ergebnisse:

Ausreichend Schlaf führt zu einer wesentlichen Verbesserung der am Tag geübten Fähigkeiten. Dabei spielen erneut die Nicht-REM-Schlafphasen und hier besonders die Leichtschlafphase eine entscheidende Rolle. In den letzten zwei Stunden eines 8-Stunden Schlafs wechseln sich Leichtschlaf- und REM-Phase ab. Verkürzt Du Deinen Schlaf regelmäßig, nimmst Du Dir für Deine motorische Weiterentwicklung wertvolle Zeit, Dein Training ist weniger wirkungsvoll.

Der Spruch *„if you don't snooze, you loose"* *(„wenn Du nicht schläfst, verlierst Du")*, stimmt und gilt nicht nur für Profisportler. Jede Fertigkeit, die Du Dir aneignest und mit Bewegung zu tun hat, braucht ausreichend Training und ausreichend Schlaf.

> **Merke:**
>
> Ausreichend Schlaf perfektioniert Dein Training und Du erzielst schneller Erfolge.

Der Prozess des Lernens ist übrigens der Hauptgrund, warum Babys so viel schlafen und Schüler noch mehr Schlaf benötigen als Studenten. Für Babys ist quasi der ganze Tagesablauf neu. Kein Wunder also, dass sie zu Beginn ihres Lebens bis zu 19 Stunden am Tag schlafen (müssen).

Hinzu kommt, dass bei Babys nicht nur das Gehirn im Schlaf sehr aktiv ist. Sie wachsen darüber hinaus im Schlaf in den ersten Jahren besonders viel. Dies ist bei Dir alles anders. Du wächst sehr wahrscheinlich nicht mehr und auch Dein Gehirn muss sich in der Nacht mit weniger neuen Reizen auseinandersetzen als es früher noch der Fall war. Deine Tagesabläufe ähneln sich, Dein Gehirn weiß mittlerweile, was es bedeutet, sich die Zähne zu putzen, Deine Umgebung ist vertraut, Du kannst sprechen, etc. Ich denke, Du weißt, worauf ich hinaus möchte.

Was Du aus diesem Kapitel mitnehmen solltest:

Lernen ist die wohl wichtigste Aufgabe des Schlafens.

Gesund und schön werden

„Schlaf ist die beste Medizin", den Spruch kennst Du sicher auch. Diese Aussage ist nicht bloß ein Spruch von der Großmutter. Nein, da steckt ein großer Kern an Wahrheit drin.

In der Nacht bzw. wenn Du schläfst, bekämpft unser Körper Krankheitserreger. Im Schlaf bildet Dein Körper das Wachstumshormon HGH (Human Growth Hormone), auch unter dem Namen Somatropin bekannt. Dieses Hormon sorgt dafür, dass Körperzellen sich teilen und vermehren. Durch neue Körperzellen können Wunden besser und schneller heilen und der Körper hat am folgenden Tag mehr Ressourcen zur Verfügung, um Krankheitserreger zu bekämpfen.

Dein Schlaf und Dein Immunsystem sind unmittelbar miteinander verknüpft. Das merkst Du immer dann, wenn Du krank bist. Dein Bedürfnis nach Schlaf ist dann besonders groß. Schlaf dient jedoch nicht nur dem Gesundwerden. Schlaf verhindert auch das Krankwerden.

Das hat eine eindrucksvolle Studie aus den USA gezeigt. 150 gesunde Männer und Frauen wurden dabei in Gruppen unterteilt, die eine Woche lang jeweils eine bestimmte Anzahl an Stunden schlafen sollten. Anschließend kamen sie bewusst mit Erkältungserregern in Kontakt. Die Forscher untersuchten ab diesem Zeitpunkt den Speichel, die Körpertemperatur und vieles mehr der Studienteilnehmer. So konnten sie feststellen, wer tatsächlich eine Erkältung bekam.

Das Ergebnis war:

Je mehr die Teilnehmer in der Woche davor schliefen, desto eher bekamen sie keine Erkältung. Weitere spannende Studien mit Impfungen bestätigten die Bedeutung von Schlaf auf das Immunsystem. Dabei bildete der Körper nach der Impfung mehr Antikörper gegen die Krankheit, wenn die Versuchsteilnehmer unmittelbar danach schliefen.

Warst Du der Meinung, dass sich die Folgen von Schlafmangel erst mit der Zeit zeigen? Dann muss ich Dich enttäuschen. Schlafforscher sind sich einig: Es braucht nicht viele schlaflose Nächte, um Dein Immunsystem zu schwächen und für Krankheitserreger angreifbar zu machen.

Bist Du häufig krank, erkältet und verschnupft? Ausreichend Schlaf ist eines der effektivsten Mittel dagegen, das zu vermeiden. Und es ist gratis!

Schönheitsschlaf

Zudem werden wir über Nacht schöner, bzw. der Schlaf trägt dazu bei, dass wir auf Andere schöner und attraktiver wirken. Das hat nicht zuletzt eine schwedische Studie gezeigt, nach der ausgeschlafene Menschen wesentlich attraktiver auf fremde Personen wirkten als unausgeschlafene.

Wie kann das sein?

Schlafen wir zu wenig, wirkt sich das nach außen hin vor allem auf unsere Gesichtshaut aus. Und das Gesicht ist ja in der Regel das Erste, was Andere von uns wahrnehmen.

Wir haben schlaffe Augenlieder und gerötete oder geschwollene Augen. Dunkle Ringe bilden sich unter unseren Augen, unsere Haut wirkt blasser und wird unreiner. Schuld an diesem desaströsen Zustand der Haut sind die bereits angesprochenen Wachstumshormone, die bei Schlafmangel nicht ihre eigentliche Aufgabe verrichten konnten.

Die Produktion dieser Hormone sorgt dafür, dass der Stoffwechsel angeregt und eine ganze Reihe von Prozessen in Gang gesetzt werden.

So beginnen die Körperzellen damit, sich zu teilen und zu vermehren. Alte Zellen werden durch neue ersetzt, altes Hautgewebe durch frisches ausgetauscht.

Dieser Vorgang findet vor allem in den erholsamen Tiefschlafphasen statt. Schläfst Du nun zu wenig oder unruhig, erhält Dein Körper also zu wenig Tiefschlaf, kann dieser Erholungsprozess nicht so effektiv stattfinden wie eigentlich vorgesehen. Die Folgen sind dann in Deinem Gesicht zu sehen.

Es gibt aber noch einen zweiten Grund, warum wenig Schlaf zu weniger Attraktivität führt. Weitere Folgen von Schlafmangel sind schließlich: Müdigkeit am Tag, eine geringere Leistungsfähigkeit und Du bist gereizter. Das sind alles Eigenschaften, die wenig attraktiv sind.

Oder würdest Du jemanden ansprechen, der zu wenig schläft und sich wie ein Zombie über den Tag rettet?

Durch dunkle Ringe unter den Augen und blasse, unreine Haut, wirkt sich Schlafmangel insgesamt direkt auf unsere Attraktivität aus. Ausreichend Schlaf ist damit für Deine innere Gesundheit (Immunsystem) und äußere Schönheit (Hautbild) verantwortlich.

Das glymphatische System

Im Unterkapitel *Lernen* haben wir uns schon angesehen, dass unser Körper, unser Gehirn sich im Schlaf reinigt und wäscht. Das passiert aber nicht nur, damit wir am nächsten Tag wieder genug Platz für neue Informationen haben. Was noch viel wichtiger ist:

Giftstoffe und Abfälle werden aus dem Gehirn abtransportiert. Und zwar mithilfe des sogenannten glymphatischen Systems. Keine Sorge, klingt komplizierter als es ist. Wir schauen uns das ganz in Ruhe an.

Dazu musst Du zunächst wissen, wie unser Körper normalerweise Abfälle entsorgt. Das funktioniert über das Lymphsystem, eines unserer wichtigsten Abwehrsysteme. Das kennst Du vielleicht schon, wenn Du einmal geschwollene Lymphknoten am Hals oder unter den Achseln hattest.

Dieses Lymphsystem zieht sich durch unseren ganzen Körper und sorgt dafür, dass Stoffe, die von unseren Körperzellen abgegeben werden, vernünftig aus dem Körper abtransportiert werden. Also dafür, dass unser Körper von Schadstoffen befreit wird. Das Lymphsystem ist für die Entgiftung unseres Körpers essentiell.

Dieses Lymphsystem gibt es im Gehirn aber nicht.

Forscher waren sich jedoch einig, dass auch das Gehirn ein System haben muss, um sich von Schadstoffen zu befreien. Schließlich fallen auch im Gehirn Stoffe an, die mit der Zeit nicht mehr gebraucht werden und schädlich sein können. Es hat bis in die späten 1980er gedauert, bis im Gehirn dieses System nach und nach entschlüsselt worden ist.

Seit 2013 nennt man das gehirneigene System auch glymphatisches System.

Und eben dieses System ist im Schlaf und da besonders im Tiefschlaf aktiv, wenn sich der Zellzwischenraum vergrößert und nun mehr der sogenannten Hirn-Rückenmarksflüssigkeit durch unsere Nervenzellen fließt und diese einmal durchspült. Forscher sagen auch dazu, das Gehirn wäscht sich. Das ist in der Nacht auch bitter nötig, weil unsere Gehirnsynapsen am Tag über extrem viele Nährstoffe, Eiweiße und Fette verbraucht haben, die nun nicht mehr benötigt werden und entsorgt werden müssen.

Als extrem wichtig hat sich in den vergangenen Jahren in der Forschung wohl der Abtransport bestimmter Eiweiße herausgestellt, die, wenn sie nicht vernünftig abtransportiert werden, in Verdacht stehen, Alzheimer zu begünstigen. Hier steht die Forschung jedoch noch am Anfang, die Bedeutung von Tiefschlaf für unsere Gesundheit ist jedoch erwiesen!

Warum machen wir eigentlich die Augen zu?

Wenn, bzw. auch damit, wir in den Schlaf fallen, schließen wir unsere Augen. Aber warum eigentlich? Das hat mehrere Gründe:

Schutz der Augen

Wenn wir wach sind, blinzeln wir etwa alle 6 Sekunden. Damit wird unser Auge mit Tränenflüssigkeit befeuchtet und das Auge vor Fremdkörpern geschützt. Dieses Blinzeln funktioniert, ähnlich wie andere Reflexe, z. B. das Niesen, in der Nacht nicht.

Damit unser Auge nun in der Nacht nicht austrocknet und schutzlos Fremdkörpern wie Fliegen ausgesetzt ist, hat sich unser

Körper überlegt, die Augen gänzlich zu schließen. Ganz schön clever, oder?

Mit geschlossenen Augen nehmen wir nichts mehr wahr

Wenn wir die Augen schließen, nehmen wir nichts wahr. Das hilft natürlich, damit wir schnell einschlafen können. Ansonsten wären wir von all den Dingen vor unseren Augen abgelenkt und würden uns noch mehr unnötige Gedanken machen als vielleicht ohnehin schon.

Geschlossene Augen helfen der Melatoninproduktion

Wie Du schon weißt: Unser Körper bzw. unsere Zirbeldrüse bildet das Schlafhormon bei Dunkelheit. Nimmt unser Auge Licht wahr, wird die Produktion gestoppt. Geschlossene Augen helfen damit, dass auch während des Schlafens genug Melatonin produziert wird und Du erholsame Tiefschlafphasen hast.

Dennoch gibt es auch Situationen, in denen wir nachts die Augen offen haben. Das ist etwa während des Schlafwandelns der Fall oder während des REM-Schlafs, in dem wir unsere Augen oft wild hin und her bewegen. Dazu gibt es auch lustige Videos, die Du Dir im Internet anschauen kannst.

Schlaf und Ernährung

In den folgenden Kapiteln widmen wir uns der Frage, welche Dinge und Verhaltensweisen sich auf den Schlaf auswirken. Wir beginnen damit, dass wir uns die Ernährung anschauen.

Ghrelin, Leptin und Orexin

Die Hormone Ghrelin und Leptin hast Du schon kennengelernt. Ein ausgeglichener Spiegel dieser Hormone sorgt dafür, dass wir weniger Heißhungerattacken haben. Voraussetzung dafür ist vor allem ausreichender Schlaf. Wenn Du das noch einmal nachlesen möchtest, blättere einfach einige Seiten zurück.

Orexin spielt eine Rolle beim berühmten Mittagstief und der Frage, warum wir nach dem Essen so oft so müde sind.

Warum sind wir nach dem Mittagessen oft so müde?

Nach dem Essen möchten sich viele von uns gerne hinlegen und schlafen. Ohne zusätzlichen Kaffee überstehen viele den Mittag nicht oder widmen sich in dieser Zeit bewusst Tätigkeiten, die keine hohe Konzentration erfordern. Aber warum ist das so?

Nach dem Essen benötigt der Körper seine Energie vor allem für das Verdauen. Das ist die Hauptbegründung für Müdigkeit nach dem Essen und hast Du sicher schon einmal gehört. Da steckt durchaus viel Wahres drin. Jedoch ist unser Körper nicht so konzipiert, dass er nach der Aufnahme von Nahrung erstmal so außer Gefecht ist, dass Du zu keiner mentalen Leistung mehr in der Lage bist. Dann wären wir Menschen doch eine ganz schöne Fehlkonstruktion, oder?

Wie so oft, steckt hinter der Müdigkeit nach dem Essen noch viel mehr. In diesem Fall sind es – mal wieder – die Hormone.

Nach neuesten Forschungen hängt die Müdigkeit nach dem Essen vor allem, aber nicht nur, mit dem Hormon Orexin zusammen. Orexin ist ein Hormon, das unseren Schlaf-Wach-Rhythmus und unseren Appetit reguliert. Es signalisiert unserem Gehirn, ob wir hungrig sind oder nicht. Wird viel Orexin in unserem Gehirn gebildet, sind wir hungrig, bei wenig Orexin satt. Geben wir unserem Körper nun Nahrung, wird die Orexin-Produktion gestoppt. Wenig Orexin bedeutet, dass wir uns gesättigt fühlen und etwas müde werden.

Nicht alle Lebensmittel haben jedoch den gleichen Einfluss auf die Orexin-Produktion. Es kommt also auch darauf an, was wir essen.

So haben die Forscher herausgefunden, dass kohlenhydratreiche und zuckerhaltige Lebensmittel die Orexin-Produktion sehr schnell sinken lassen bzw. hemmen. Bei eiweißhaltigen Lebensmitteln dagegen steigt der Orexin-Gehalt sogar etwas an.

Vielfach wurde aufgrund dieser Erkenntnisse dann berichtet, ein Brot mit Ei sei dem Marmeladenbrot vorzuziehen. Eine Erkenntnis, für die es diese Studie vielleicht nicht zwingend benötigt hätte. Aber gut. Neben dem vielen Zucker hast Du nun also ein weiteres Argument gegen Süßes: Es macht Dich mehr müde.

Merke:

Brot, Backwaren, Nudeln und Süßigkeiten machen dich eher müde. Eier, Fisch, Fleisch und Gemüse dagegen eher wach bzw. erheblich weniger müde.

Natürlich kommt es auch hier auf die Portionen an. Ich kann die Theorie jedoch aus eigener Erfahrung bestätigen. Mittags eine Portion Gemüse mit Eiweiß lässt mich erheblich einfacher weiterarbeiten als ein großer Berg Spaghetti.

Bei den einfach kohlenhydratreichen Lebensmitteln wie Haushaltszucker, Traubenzucker und Weißmehlprodukten kommt hinzu, dass diese den Blutzuckerspiegel zwar erhöhen, aber ebenso schnell wieder fallen lassen – auch das trägt zur Müdigkeit bei.

Was bedeutet das nun für Dich:

Versuche, am Nachmittag auf große Portionen Kohlenhydrate zu verzichten. Erst recht, wenn bei Dir nach dem Mittagessen noch Arbeiten anstehen, die viel Konzentration erfordern. Probiere es einfach mal aus.

Tipp:

Neben dem Verzicht auf kohlenhydratreiche Ernährung kann auch ein Power Nap helfen. Mehr dazu erfährst Du im Kapitel über den Mittagsschlaf.

Du weißt nun, welche Art von Lebensmitteln Dich eher müde machen und welche eher nicht. Bleibt die Frage, ob Schlafen nach dem Essen gut ist oder nicht? Was ist also dran an dem Spruch: Nach dem Essen sollst Du ruhn' oder 1.000 Schritte tun? Das klären wir am Ende des Buches im Kapitel *Bekannte Schlafmythen*. Habe also noch etwas Geduld, oder blättere vor.

Merke:

Neben der Ernährung ist auch die zu Beginn des Buches erläuterte Chronobiologie „schuld" am Mittagstief. Es ist ganz natürlich, dass unser Körper im Laufe des Tages einmal ein Tief hat. Er kann nicht den ganzen Tag auf Hochtouren laufen. Dieses Tief findet etwa 6 bis 8 Stunden nach dem Aufstehen statt und verursacht dann, neben dem Essen, das Mittagstief.

Hat der Zeitpunkt des Essens am Abend einen Einfluss auf Deinen Schlaf?

Dass ein voller Bauch einen Einfluss auf den Schlaf hat, merken viele von uns vor allem an Weihnachten. Die vielen leckeren Versuchungen führen dazu, dass wir häufig mehr essen als uns eigentlich lieb ist.

Der Bauch bläht sich auf, wir fühlen uns schlechter, drehen uns trotz Müdigkeit von links nach rechts und können einfach nicht einschlafen. Warum ist das so?

Unser Körper benötigt etwa 3 bis 4 Stunden für eine Art Grundverdauung. Diese funktioniert so:

Führen wir unserem Körper Nahrung zu, beginnt der Körper damit, verschiedene Verdauungssäfte zu produzieren. Damit verarbeitet er die Nahrung, die Du mehr oder weniger gut gekaut dem Magen-Darm-Trakt überlassen hast. Die Verdauungssäfte kommen dabei aus der Speicheldrüse, dem Magen, der Galle und der Bauchspeicheldrüse. Nach und nach wandert die Nahrung auf diese Weise in den Darm. Dieser Prozess dauert. Erst nach 3 bis 4 Stunden sind die oberen Verdauungsorgane etwas weniger beschäftigt, die unteren Verdauungsorgane dafür umso mehr.

Was aber passiert, wenn wir in diesem Zeitabschnitt weitere Nahrung zu uns nehmen? Dann beginnt die Arbeit in den oberen Verdauungsorganen von vorne. Die Endverdauung muss weiter warten.

Hinzu kommt: Essen ist ein wichtiger Taktgeber unserer inneren Uhr. Wie wir uns bis hierhin schon im Kapitel über die innere Uhr angeschaut haben, benötigt unser Körper Reize von außen, um zu verstehen, welche Tageszeit und Situation gerade ist. Dabei ist der wichtigste Reiz bzw. Taktgeber das Licht. Ein weiterer wichtiger Taktgeber ist die Nahrung.

Durch Deine mehr oder weniger regelmäßigen Mahlzeiten gibst Du Deinem Körper jeden Tag Signale, welche Uhrzeit ist. Anhand dieser Informationen stellt er sich ein und produziert z. B. bestimmte Hormone. Das hast Du vielleicht schon einmal selbst gemerkt. Wenn Du immer um 18.00 Uhr das Abendessen zu Dir nimmst, verspürst Du zu eben dieser Zeit auch ein Hungergefühl. Ich kenne das vor allem aus dem Urlaub. Wenn ich mit der Familie im Hotel die ersten Tage immer um eine bestimmte Uhrzeit zu Abend gegessen habe, war ich auch dann immer hungrig.

Worauf ich eigentlich hinaus wollte: Die Aufnahme von (viel) Nahrung signalisiert unserem Körper nicht gerade, dass gleich eine lange Ruhephase und damit das Schlafen folgen wird. Vielmehr bringt es die Verdauungsorgane auf Touren und beschäftigt unseren Körper. Wenn dann noch Lebensmittel dabei sind, die Du nicht so gut versträgst oder für die Dein Körper etwas länger braucht (Hülsenfrüchte, viel Fettiges, Milchprodukte), dann ist an schnelles Einschlafen oft nicht zu denken.

Merke:

Je später Du isst, desto später wirst Du wahrscheinlich einschlafen.

Und was ist dann mit Snacks am Abend, etwa beim Serien- oder Spieleabend?

Zunächst ist diese Regel mit den 3 bis 4 Stunden nur eine allgemeine Empfehlung. Wer Probleme mit dem (Ein-) Schlafen hat, für den kann das Befolgen dieser Empfehlung eine weitere Möglichkeit sein, seinen Schlaf zu verbessern.

Auch das ist jedoch eine individuelle Geschichte. Du kennst sicher viele Menschen, die der festen Überzeugung sind, mit vollem Bauch gut einschlafen zu können. Das ist ok. Wenn sie damit keine

Probleme haben, können sie das gerne so beibehalten. Auch wenn Du zu diesen Menschen gehörst, dann mache das ruhig weiter so. Tendenziell wird Dein Schlaf jedoch besser, wenn Du versuchst, die schwere Verdauungsarbeit in die Abendzeit statt in die Nacht zu verschieben.

Gibt es ein ideales Abendessen für den Schlaf? Sind bestimmte Lebensmittel gar schlaffördernd?

Das perfekte Schlummermenü besteht aus für Dich leicht verdaulichen Lebensmitteln, Gemüse und Kohlenhydrate durch Stärke wie Kartoffeln und Reis und findet 3 bis 4 Stunden vor dem Schlafengehen statt. Anschließend kann sehr gerne noch ein Tee mit schlaffördernden Kräutern getrunken werden (dazu auch mehr im Kapitel *Nahrungsergänzungsmittel*).

Schlaffördernde Lebensmittel:

Lebensmittel, die als schlaffördernd gelten, sind solche, die die Aminosäure L-Tryptophan enthalten. Warum? Das kannst Du im Kapitel über Hormone noch einmal nachschlagen. Tryptophanhaltige Lebensmittel sind etwa Thunfisch, Kürbiskerne, Buchweizen, Quinoa, Haferflocken, Joghurt und Quark, alle Art von Nüssen und Eier. Generell sind alle eiweißhaltigen Lebensmittel reich an L-Tryptophan.

Ernährung als Baustein

Im letzten Kapitel *Das passiert im Schlaf* haben wir uns angesehen, was unser Körper in der Nacht alles leistet. Das ist einiges. Das kann unser Körper nicht „einfach so". Dafür sind Bausteine nötig, aus denen er zum Beispiel das Schlafhormon Melatonin produziert. Und diese Bausteine sind in der Ernährung. Schauen wir uns das in der folgenden Grafik einmal genauer an.

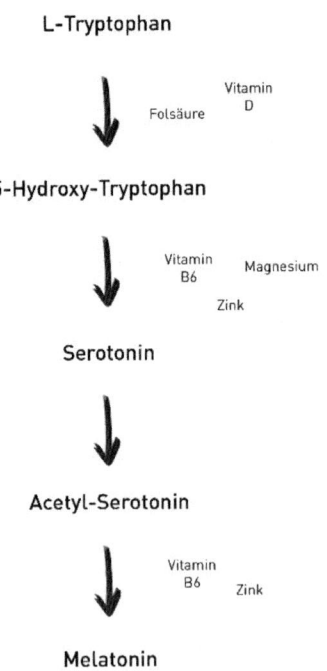

L-Tryptophan

Folsäure   Vitamin D

5-Hydroxy-Tryptophan

Vitamin B6   Magnesium   Zink

Serotonin

Acetyl-Serotonin

Vitamin B6   Zink

Melatonin

Als Basis bei der Entstehung von Melatonin steht L-Tryptophan. Das ist eine essentielle Aminosäure, die vor allem in proteinreichen Lebensmitteln vorkommt. Essentiell bedeutet: Wir müssen diese

Aminosäure über die Ernährung zu uns nehmen, weil unser Körper sie nicht in ausreichender Menge selbst produzieren kann. Hier fängt es also schon an: Fehlt es an der Basis, an Proteinen, kann es Einschlafprobleme geben, weil Dein Körper nicht in der Lage ist, ausreichend Melatonin zu produzieren.

Was wir an der Grafik auch sehen: Eine abwechslungsreiche Ernährung ist nötig. Eine Reihe von Vitaminen und Mineralstoffen spielen eine Rolle, wobei Vitamin D, Zink und Vitamin B6 wohl die wichtigsten sind. Mehr zu Magnesium erfährst Du auch im Kapitel *Nahrungsergänzungsmittel*.

Hervorheben möchte ich hier besonders Vitamin D, was nur sehr schwer bis unmöglich über die Ernährung in ausreichender Menge aufnehmbar ist. Tageslicht, Aufenthalte in der Sonne sind daher nicht nur wichtig, um unsere inneren Uhren zu takten, sondern auch um die Grundlage für die Melatoninproduktion zu schaffen.

Ich möchte das Thema auch gar nicht komplizierter machen als es ist. Die Grafik soll Dir vielmehr verdeutlichen, dass die Ernährung einen wesentlichen Part beim Schlaf darstellt. Ohne die notwendigen Bausteine kannst Du noch so entspannt sein am Abend, das Einschlafen wird schwerer fallen, der Schlaf weniger erholsam als möglich. Gehe daher gerne einmal Deine Ernährung durch: Ist sie reich an Gemüse, Proteinen, Nüssen, guten Kohlenhydraten? Hast Du also ausreichend Quellen für Folsäure, Vitamin B6, Magnesium und Zink? Für Serotonin (Banane, Avocado, Ananas) und Melatonin (Pistazie, Sauerkirsche) gibt es zwar auch Lebensmittel, um uns damit zu versorgen. Die darin enthaltenen Mengen sind aber nicht nennenswert, um einen Effekt zu erzielen.

Widmen wir uns nun noch zwei wichtigen Genussmitteln, die bei Millionen Menschen Bestandteil der täglichen Ernährung sind: Alkohol und Koffein

Alkohol

Was ist eigentlich mit Alkohol? Alkohol macht müde und beruhigt doch und das ist eine gute Voraussetzung, um schnell einschlafen zu können, oder? Leider nein.

Auf den ersten Blick scheint Alkohol wirklich ein gutes Mittel zum Einschlafen zu sein. Wie so oft im Leben hilft jedoch ein zweiter Blick. Und dann stellen wir fest: Alkohol als Einschlafhilfe ist keine gute Idee. Warum? Das klären wir nun.

Alkohol wirkt kurz nach dem Konsum auf uns wie eine Art Beruhigungsmittel. Gut, einige Menschen drehen unter Alkoholeinfluss auch etwas auf. Aber generell macht ein Glas Wein oder eine Flasche Bier eher ruhig und versetzt uns in eine gute Lage, um anschließend einzuschlafen. Doch was passiert in der Nacht in unserem Körper mit dem Alkohol?

In der Nacht entfaltet Alkohol in unserem Körper seine Wirkung. Er wird verstoffwechselt und beeinflusst unser Nervensystem. Dabei kann die natürliche Abfolge der Schlafphasen aus dem Ruder geraten. Wir fallen nach zu viel Alkohol oft in einen komaartigen Tiefschlaf und die REM-Phasen werden unruhig und weniger – Alkohol unterdrückt den REM-Schlaf. Aber damit noch nicht genug. In der Folge können in der zweiten Nachthälfte folgende Begleiterscheinungen des Alkohols auftreten:

Wir wachen häufiger auf, durchleben schlechte Träume, schnarchen eher und schwitzen. Alles Dinge, die eher das Gegenteil von einer erholsamen Nacht sind, oder?

Ab welcher Menge Alkohol es bei Dir zu negativen Auswirkungen führt, ist sehr individuell und hängt unter anderem von Alter und Gewicht ab. Du weißt sicher am besten, wie viel Alkohol Du verträgst.

Insgesamt wirkt sich Alkohol erst positiv aus, weil wir schneller einschlafen. Anschließend haben wir jedoch eine unruhige zweite Nachthälfte. Unser Körper erholt sich dabei weniger als bei Schlaf ohne Alkohol. Als regelmäßige Einschlafhilfe ist Alkohol also tabu!

Achte daher darauf, dass der zeitliche Abstand zwischen Alkohol und Schlaf so groß ist, dass der Körper den Alkohol im besten Fall bereits vollständig abgebaut hat.

Weitere Gründe, auf Alkohol am Abend zu verzichten, erfährst Du im Kapitel *Das Land der Träume.*

Koffein

Kaffee ist dank des enthaltenen Koffeins ein wunderbares Instrument, die mentale Leistungsfähigkeit über einen gewissen Zeitraum zu steigern und uns wacher zu fühlen. Die Betonung liegt hier auf *„fühlen"*. Denn eigentlich stimuliert uns das Koffein nur und trickst das Gehirn etwas aus.

Wie wirkt Koffein eigentlich in unserem Körper und auf unseren Schlaf?

Mit dieser Frage beschäftigen sich die wenigsten Menschen. Koffein wird genutzt, weil es wirkt. Das Warum ist doch nicht so wichtig, oder? Schauen wir uns das einmal genauer an.

Koffein wird von Dir in der Regel über den Mund durch Essen oder Getränke aufgenommen. Anschließend landet es im Magen-Darm-Bereich, in der Blutlaufbahn und kämpft sich nach und nach zu Deinem Gehirn vor. Dort soll es Dir mehr Fokus und Wachsamkeit bringen. Dieser Prozess dauert bei den meisten Menschen etwa 20 Minuten, vielleicht auch ein paar Minuten mehr.

Koffein versorgt Dich jedoch nicht mit mehr Energie, sondern unterdrückt Deine Müdigkeit. Koffein ist ein sogenannter Gegenspieler von Adenosin. So wie sich Cortisol und Melatonin nicht mögen, ist Koffein hier der Feind des Adenosins.

Exkurs: Was ist Adenosin?

Adenosin ist ein körpereigener Stoff, der uns müde macht. Über den Tag hinweg sammelt sich immer mehr Adenosin an, das es sich in unserem Gehirn bequem macht. Je länger Du wach bist, desto mehr Adenosin entsteht und desto müder bist Du.

Während wir schlafen, wird das Adenosin aus unserem Gehirn abgebaut. Schläfst Du ausreichend, ist Dein Gehirn am Morgen frei von Adenosin und Du fühlst dich wieder wach. Nun beginnt der Prozess von vorne und Adenosin lässt sich nach und nach wieder in Deinem Gehirn nieder.

Adenosin hat die Aufgabe, Deinem Gehirn Müdigkeit zu signalisieren. Das gelingt ihr durch die Besetzung bestimmter Rezeptoren im Gehirn. Adenosin besetzt die Rezeptoren und signalisiert dann: *„Hey, Gehirn! Mach mal etwas langsamer."*

Jetzt kommt das Koffein ins Spiel. Von seiner chemischen Struktur sieht Koffein dem Adenosin sehr ähnlich. Damit ist es in der Lage, dieselben Rezeptoren im Gehirn zu besetzen. Anders als Adenosin sendet es dem Gehirn jedoch keine Entspannungssignale. Damit wirst Du für die Zeit der Wirkung des Koffeins immer müder (da immer mehr Adenosin produziert wird), merkst es aber nicht, weil Koffein die Rezeptoren besetzt, die Tür schließt und Adenosin nicht hereinlässt.

Macht Koffein nach einigen Stunden wieder Platz, kommt das über Stunden versperrte Adenosin auf einmal und klopft an die Türen der Rezeptoren. Nun wird es hereingelassen und Du bist auf einmal heftig müde – und holst Dir den nächsten Kaffee...

Koffein hat, je nach Quelle und Körpertyp, eine Halbwertszeit von vier bis sechs Stunden. Nach vier Stunden befindet sich also noch die Hälfte des Koffeins in Deinem Körper. Das ist ganz schön lange, oder? Diesen Effekt von Koffein unterschätzen die meisten Menschen und nehmen am Nachmittag oder gar abends noch reichlich Koffein zu sich.

Allgemein ist daher ein möglichst großes Zeitfenster zwischen letzter Tasse Kaffee und dem Einschlafen zu empfehlen. Sechs bis acht Stunden sind ideal, der letzte Kaffee also am frühen Nachmittag. Das klingt doch nach einem fairen Deal und sollte machbar sein, oder? Bedenke dabei bitte auch weitere Koffeinquellen neben Kaffee. Dazu gehören vor allem Grüner und Schwarzer Tee, Cola, Energydrinks und übermäßig viel Schokolade am Abend. Ab und zu einen leckeren Schokoriegel am Abend – dagegen habe auch ich nichts einzuwenden.

Als kleine Hilfe und gut zu wissende Info, wie viel Koffein eigentlich in bekannten Getränken und Lebensmitteln enthalten ist, hier eine kleine Aufzählung (Die Werte sind Durchschnittswerte und gelten pro 100 ml / 100 g):

- **Kaffee**: 60 mg
- **Cappuccino**: 25 mg
- **Espresso**: 125 mg
- **Grüner Tee**: 20 mg
- **Schwarzer Tee**: 20 mg
- **Red Bull**: 32 mg
- **Coca Cola**: 10 mg
- **Milchschokolade**: 20 mg
- **Zartbitterschokolade**: 40 mg

> **Merke:**
>
> Kaffee und Koffein, schön und gut. Nur bitte nicht zu spät und nicht zu viel. Dann passt das schon.
>
> STOP! Und was ist mit den mysteriösen Menschen, die abends noch einen Espresso trinken und trotzdem gut einschlafen können? Das ist durchaus möglich, die Menschen lügen nicht. Wie schnell Dein Körper Koffein abbaut, verstoffwechselt, hängt vor allem von einem Enzym ab: CYP1A2. Je nach dem, ob Du viele dieser Enzyme hast, oder eben nicht, so schnell baut sich Koffein in Deinem Körper ab.

Schlaf und Sport

Du hast den Sonntag mal wieder nur gechillt und kannst abends einfach nicht einschlafen, weil Du noch nicht müde bist? Ja? Dann spürst Du in diesen Zeitpunkten den Einfluss von Bewegung und Sport auf Deinen Schlaf am eigenen Leib. Das Stichwort lautet hier: Schlafdruck!

Dass der Schlaf eine lebensnotwendige Körperfunktion ist, hast Du bis zu diesem Kapitel bereits gelernt. Damit wir auch zu unserem Schlaf kommen, also ein Bedürfnis nach Schlaf verspüren und den Körper nicht austricksen können, hat er den Schlafdruck erfunden. Neben der inneren Uhr ist der Schlafdruck das zweite wichtige Signal, das den Einschlafprozess am Abend reguliert.

Das funktioniert so:

Während wir wach sind, verbraucht unser Körper Energie. Diese Energie nimmt er vor allem aus Adenosintriphosphat (ATP), ein Energieträger unserer Körperzellen. Sind wir den Tag über nun aktiv und verbrauchen Energie, entsteht eine Art Abfall.

Dieser Abfall entsteht zum einen durch das ATP und zum anderen durch den Austausch von Botenstoffen (diese übertragen Signale von einer Nervenzelle in die nächste) in unseren Nervenzellen. Der Abfall heißt Adenosin und hat die Aufgabe, unser Gehirn vor Überlastung zu schützen. Er klammert sich an Rezeptoren in unserem Gehirn und signalisiert den Zellen damit Müdigkeit, sie arbeiten weniger.

Über einen (aktiven) Tag hinweg, sammelt sich damit immer mehr Adenosin an. Wir werden also immer müder, der sogenannte Schlafdruck immer größer. Dieser Schlafdruck reguliert damit das körpereigene Bedürfnis, zu schlafen.

Gibt es eine Diskrepanz zwischen dem Körperbedürfnis und Deinem persönlichen Bedürfnis oder Wollen nach Schlaf, folgt meist der Griff zu Koffein (siehe Erklärung der Wirkungsweise von Kaffee und Koffein im Kapitel *Ernährung*).

Was hat das nun mit dem Sonntag, Bewegung und Sport zu tun?

Ganz einfach: Durch körperliche Betätigung wird Energie verbraucht, der Schlafdruck erhöht und Du bist abends mehr müde. Daneben baust Du durch körperliche Anstrengung, Anspannung und Stress ab. Du kommst auch in stressigen Lebensphasen einmal auf andere Gedanken, wenn Du durch die Natur radelst, auf dem Laufband joggst, Gewichte stemmst oder mit Freunden Fußball oder Volleyball spielst.

Dieser Cut vom Alltag hilft dem Körper und der Seele ungemein, am Abend in einen entspannenden Zustand zu kommen. Du fühlst Dich gut, weil Du Deinem Körper mit viel Bewegung etwas Gutes getan hast.

Gibt es eine Uhrzeit, die am besten für Sport und Schlaf ist?

Der Mensch ist ein Selbstoptimierer. Er möchte alles wissen, seinen Körper verstehen und das Beste aus ihm herausholen. Also hat sich die Wissenschaft auch schon mit dieser Frage auseinandergesetzt.

Dabei haben sie Studienteilnehmer um 7.00 Uhr morgens, um 13.00 Uhr mittags und um 19.00 Uhr abends eine leichte Ausdauereinheit abhalten lassen.

Anschließend haben sie überprüft, wann der Blutdruck am niedrigsten und die Schlafqualität am besten war. Zudem haben sie sich angeschaut, ob es Unterschiede in den erholsamen Tiefschlafphasen gibt.

Das Ergebnis war:

Den besten Schlaf hatten die Teilnehmer, die morgens Sport gemacht haben. Sie schliefen am schnellsten ein, hatten längere Tiefschlafphasen und ihr Blutdruck war am Abend am niedrigsten. Das fördert das schnelle Einschlafen. Neben diesem Ergebnis aus der Studie war bereits vorher bekannt:

Sport sorgt dafür, dass unsere Körpertemperatur steigt und der Körper insgesamt auf „Aktivität" schaltet. Bis sich der Körper wieder auf Normaltemperatur reguliert hat, dauert es, je nach Person, 4 bis 6 Stunden.

Zum Schlafen hin senkt unser Körper seine Temperatur jedoch. Damit er dies ideal tun kann, sollte Normaltemperatur herrschen. Eine erhöhte Körpertemperatur trägt also nicht zum schnellen Einschlafen bei. Das kennen wir aus warmen Sommerabenden nur zu gut.

Insgesamt ist unser Körper wohl einfach nicht dafür gemacht, am späten Abend oder gar nachts noch Sport zu treiben.

Die beste Zeit zum Training ist daher morgens, weil Du den natürlichen Anstieg von Cortisol ausnutzt und als Antrieb für Dein Training nutzen kannst. Am zweitbesten ist der späte Nachmittag für Dein Training geeignet. Je später es dann wird, desto nachteiliger kann es für Deinen Schlaf sein.

Schön und gut, was bedeutet das nun für Dich:

Die wenigsten Menschen können früh morgens Sport machen, weil dies wohl am besten für den Körper und den Schlaf sein soll. Sport in Vereinen findet in der Regel am Nachmittag bis in den frühen Abend statt. Das ermöglicht einen Abstand zwischen Ende des Sports und Einschlafen von mindestens 2 bis 3 Stunden. Sofern Du nach dem Sport nicht emotional überdreht bist, passt das.

Was machst Du, wenn der Vereinssport am Abend stattfindet und Du das nicht ändern kannst?

Nichts, alles so wie bisher. Es geht im Leben nicht immer darum, das Optimum zu erzielen. Solange Du nicht gerade nachts Sport treibst, brauchst Du keine Panik schieben. Jeder regelmäßige Sport ist besser für Deinen Schlaf als gar keiner. Sportliche Aktivität befreit das Gehirn. Anschließend duschen und wir fühlen uns wie neu geboren. Was Du nach dem Sport jedoch tun kannst, ist Folgendes:

Versuche möglichst viele der weiteren Einschlaftipps (siehe *Die besten Schlaftipps auf einen Blick* am Ende des Buches) zu befolgen. So ermöglichst Du trotzdem ein schnelles Einschlafen und erzielst eine gute Schlafqualität.

Tipp:

Magnesium kann die negativen Folgen von spätem Sport stark minimieren. Mehr dazu im Kapitel *Nahrungsergänzungsmittel*.

Wie oft solltest Du Sport treiben?

Aus der Sicht des Schlafens ist der Schlüssel zum Erfolg die Regelmäßigkeit. Dabei ist das Eintreten in einen Verein und das Streben nach persönlicher Leistungssteigerung nicht nötig. Auch die Sportart ist grundsätzlich egal.

Regelmäßiger Sport von 3 Mal mindestens 30 Minuten die Woche hat Studien zufolge bereits positive Auswirkungen, auch bei länger anhaltenden Schlafproblemen. Diese hast Du als Leser dieses Buches hoffentlich nicht. Das soll Dir lediglich zeigen, dass unser Körper keinen Spitzensport benötigt, um körperliche Betätigung für einen besseren Schlaf zu nutzen.

Selbst wenn Du partout keine Sportart findest, die Dir gefällt, so kannst Du in jedem Fall jeden Tag mehr laufen. Ein Smartphone hast Du ohnehin bei Dir. Also ab in den App-Store, eine kostenlose Schrittzähler-App herunterladen und ab heute mehr Schritte tätigen.

10.000 Schritte haben sich in den vergangenen Jahren als guter Richtwert etabliert und zeigen mir regelmäßig, ob ich am Tag nur am Schreibtisch saß oder mich ausreichend bewegt habe.

Persönlicher Hinweis:

Wie auch bei Koffein (siehe im Kapitel *Ernährung*) gilt hier: Die Auswirkungen von spätem Sport sind individuell. Viele Menschen verausgaben sich gerne am Abend komplett und fallen dann todmüde ins Bett. Sie sind der Meinung, dass sie dann gut schlafen können. Bestimmte Prozesse im Körper (Anstieg der Körpertemperatur oder einen Cortisolanstieg) können auch sie jedoch nicht von der Hand weisen.

Daher mag es zwar so sein, dass sie subjektiv gut einschlafen. Die Schlafqualität kann jedoch sicher noch stark optimiert werden und der Körper freut sich definitiv, wenn er nicht unmittelbar nach dem Sport einschlafen soll. Das ist kein Plädoyer, auf späten Sport zu verzichten, eine Vergrößerung des Zeitfensters zwischen Ende des Sports und Einschlafzeit, solltest Du dennoch einmal in Erwägung ziehen – insbesondere, wenn Du der Meinung bist, dass Dein Schlaf aktuell nicht so super ist.

Zusatzinfo:

Einen weiteren Grund, warum Du sonntagabends nicht einschlafen kannst, erfährst Du im Kapitel über die Schlafhygiene.

Regeneration und Leistungssteigerung

Sport hat nicht nur positiven Einfluss auf das Einschlafen, sondern auch umgekehrt. Die Qualität und Dauer Deines Schlafes beeinflusst Deine sportlichen Leistungen. Die Erkenntnisse aus der Schlafforschung erhalten in den letzten Jahren immer mehr im Leistungssport Einzug. Ausreichend Schlaf kann einen entscheidenden Wettbewerbsvorteil bedeuten.

Warum ist das so? Das hat vor allem zwei Gründe:

1. Regeneration / Verringerung des Verletzungsrisikos

Treiben wir (anstrengenden) Sport, „verletzen" wir unsere Muskeln. In der Nacht regenerieren sie sich und wachsen. Dieser Prozess findet vor allem in den Tiefschlafphasen statt, wenn das Wachstumshormon HGH aktiv ist sowie Testosteron produziert wird. Wer ausreichend schläft, gibt seinen Muskeln die dafür notwendige Zeit. Forscher haben in einer Studie festgestellt, dass die Dauer des nächtlichen Schlafs unmittelbar mit der

Wahrscheinlichkeit einer Verletzung zusammenhängt. Hatten die Sportler bei einem 6-Stunden-Schlaf ein Verletzungsrisiko von ca. 70 %, sank es bei einem 8-Stunden-Schlaf auf etwas über 30 %.

2. Verbesserung der motorischen Fähigkeiten und Aufbau von Automatismen

Wie in *Das passiert im Schlaf* erläutert, lernen und verbessern wir im Schlaf alle Fertigkeiten, die mit Bewegung zu tun haben. Üben wir bestimmte Bewegungsabläufe, so hakt es beim ersten Mal noch. Auch beim zweiten und dritten Mal müssen wir noch überlegen. Erst mit der Zeit denken wir über bestimmte Abfolgen von Bewegungen nicht mehr nach und machen sie „einfach so". Das ist beim Fahrrad- und Autofahren so, aber vor allem auch beim Sport.

So wird das Training effektiver durch ausreichend Schlaf. Diese Erkenntnis nutzen immer mehr Profi-Sportvereine und achten penibel darauf, dass ihre Sportler ausreichend schlafen. In Einzelsportarten wie Tennis oder der Leichtathletik ist die Bedeutung von Schlaf schon wesentlich früher in den Trainingsalltag eingebunden worden.

Dazu habe ich noch eine weitere interessante Studie für Dich, die Dich noch mehr davon überzeugen soll, als Sportbegeisterter auf einen ausreichenden Schlaf zu achten. So hat sich der Basketballer Andre Iguodala einmal entschieden, 8 statt 6 Stunden zu schlafen. In der Folge verbesserten sich seine Punktwerte, er spielte häufiger und hatte weniger Ballverluste zu verzeichnen. Ähnliche Studien mit Basketballern bestätigten die positiven Auswirkungen von ausreichendem Schlaf auf die Leistungsfähigkeit. So konnten unter anderem die Sprintleistungen, die Freiwurf- und die Dreierquote signifikant verbessert werden. Die Studien findest Du am Ende des Buches.

Grundsätzliches zu Leistungssport und Schlaf

Leistungssportler haben ein erhöhtes Schlafbedürfnis. Ihr Körper braucht mehr Zeit für Regeneration und Erholung. Die zu Beginn des Buches empfohlenen Schlafstunden sind für Sportler daher nur bedingt anwendbar. Im Regelfall orientieren sich Leistungssportler an der oberen Skala der empfohlenen Schlafstunden.

Nicht ohne Grund hat auch Christiano Ronaldo einen eigenen Schlafcoach engagiert und immer mehr Sportvereine laden Experten ein, um ihre Spieler für die Bedeutung des Schlafes zu sensibilisieren. Oft bleibt es jedoch im Anschluss bei den Sportlern hängen, sich selbst privat weiter mit dem Thema zu beschäftigen. Sie informieren sich daher, etwa bei uns, und lassen sich beraten über Nahrungsergänzungsmittel und wie sie sich vor und nach dem Sport verhalten sollen, um ihrem Schlaf etwas Gutes zu tun. Schlaf als ein effektiver Hebel zur Steigerung der sportlichen Leistungen wird immer relevanter und wichtiger. Schlaf ist ein Wettbewerbsvorteil.

Stress

Neben falschen Verhaltensweisen (dazu mehr im Kapitel *Schlafhygiene*) ist Stress einer der Hauptfaktoren für schlechten Schlaf. Umfragen zeigen regelmäßig, dass bis zu 40 Prozent der Deutschen stressbedingt mit Ein- oder Durchschlafproblemen zu kämpfen haben.

Wie zeigt sich das?

Um in den Schlaf zu finden, ist eine Voraussetzung essentiell: Entspannung. In einem angespannten Zustand kann unser Körper uns am Abend nicht in das Land der Träume verabschieden. Private und berufliche Ängste, Sorgen und Probleme sorgen bei vielen Menschen jedoch dafür, dass sie am Abend nur schwer abschalten können.

Vor dem Schlafengehen zeigt sich dies dadurch, dass sie noch beruflichen Tätigkeiten nachgehen oder vereinfacht gesagt, keine Freizeit machen. Das bedeutet für den Körper emotionalen und körperlichen Stress. Die dafür zuständigen Hormone, unter anderem das Cortisol, steigen und behindern schlaffördernde Hormone wie das Melatonin. Arbeit bis kurz vor dem Schlafengehen signalisiert unserem Körper alles Andere, als dass ihn in Kürze ein erholsamer Schlaf wartet. Entsprechende Signale sind aber extrem wichtig, auch um entsprechende Gewohnheiten zu entwickeln (siehe Kapitel *Die innere Uhr*).

Beim Versuch, zu schlafen, zeigt sich die fehlende Entspannung und der Stress durch das berühmte Gedankenkarussell.

Das große Problem:

Bei stressbedingten Schlafproblemen besteht die große Gefahr eines Teufelskreises. Selbst wenn die Ursache des beruflichen oder privaten Stresses beseitigt worden ist, haben viele Menschen trotzdem noch Schlafprobleme. Mit jeder schlechten Nacht wird die Angst vor dem Einschlafen, die Hoffnung auf ein schnelles Einschlafen, größer. Schlaf wird zu einem Riesenthema gemacht und nimmt einen größeren Platz in der Gedankenwelt der Person ein als nötig.

Um das gar nicht erst so weit kommen zu lassen, arbeiten wir in unseren Schlafcoachings einerseits daran, Stressfaktoren frühzeitig zu identifizieren. Andererseits auch daran, dass der Schlaf trotz eventueller Probleme keinen größeren Platz in Deiner Gedankenwelt einnimmt als nötig.

Was tun?

Stress bitte nicht kategorisch vermeiden. Unser Körper braucht dieses Wechselspiel aus An- und Entspannung. Stress macht uns leistungsfähig, zu den richtigen Zeiten. Am Abend vor dem Schlafengehen sind anstrengende oder gar überfordernde Situationen in den seltensten Fällen positiv. Wir müssen daher schauen, dass wir am Abend aus einer inneren Anspannung herauskommen und auch keine externen Anspannungssituationen auf uns zukommen lassen.

Sport ist dafür ein unglaublich effektiver Hebel. Sport aktiviert in unserem Körper zwar Stresshormone, diese senken sich jedoch wieder, wenn der Auslöser (körperliche Anstrengung) vorbei ist. Auf diese Weise schaffen wir es am Abend, Anspannung am Abend auf natürliche Weise zu einer Entspannung zu bewegen. Du kennst das doch sicher auch, dass Du beim Sport auf andere Gedanken kommst und Dich nach dem Duschen wie neu geboren fühlst, oder? Probleme, Ängste und Sorgen sind dann erst einmal ganz weit weg und ein erholsamer Schlaf wartet.

Natürlich ist auch Sport auf den ersten Blick nur Symptom- und keine Ursachenbekämpfung. In jedem Falle solltest Du gestörten Schlaf als Warnsignal erkennen. Dauerhafter Stress begünstigt nicht nur Schlafprobleme, sondern auch viele andere (chronische) Krankheiten.

Weitere Tipps gegen Stress

- Ausreichend Schlaf
- Eine sehr gute Schlafhygiene und ein entspannter Abend (mehr dazu in den kommenden Kapiteln)
- Eine Abendroutine
- Adaptogene (siehe entsprechendes Kapitel)
- Beruhigende Pflanzentees am Abend
- Zeit für Dich am Abend – Tagebuch, den Tag Revue passieren lassen, To-Do-Liste für den nächsten Tag…

- Verbringe Zeit in der Natur. Ich garantiere Dir eine positive Wirkung.
- Humor. Lache. Schließe den Tag positiv ab, mit etwas, was Dir Freude bereitet.

Schichtarbeit

17 % aller Arbeitnehmer und damit über 6.000.000 Menschen arbeiten in Schichtarbeit. Das heißt, ihre Arbeitszeiten weichen von den „normalen" 9.00 – 17.00 Uhr ab. Das führt oft zu gesundheitlichen Problemen. Auch Schlafprobleme gehören dazu.

In diesem Kapitel gehen wir dem Ganzen auf den Grund und schauen uns Tipps an, wie man trotz Schichtarbeit relativ gut schlafen kann.

Was macht Schichtarbeit mit dem Körper und dem Schlaf?

Schichtarbeiter leben und arbeiten oft zu Zeiten, in denen der Körper eigentlich auf Ruhe und Entspannung ausgelegt ist. Sie leben damit entgegen der inneren Uhr und viele Prozesse im Körper geraten durcheinander und aus dem Rhythmus.

Ein Beispiel:

Normalerweise nehmen wir unsere Mahlzeiten zu mehr oder weniger geregelten Zeiten ein. So kann sich der Körper stets darauf einstellen und für die Verdauung wichtige Prozesse in Gang setzen. Bei Schichtarbeit, insbesondere bei wechselnden Schichten, nimmst Du Deine Mahlzeiten zu sehr unregelmäßigen und untypischen Zeiten ein. Verdauungsprobleme sind neben Schlafproblemen daher die häufigsten gesundheitlichen Probleme durch Schichtarbeit.

Als weiteres Beispiel ist viel Licht anzuführen, das unser Körper normalerweise etwa von 7.00 Uhr bis 22.00 Uhr erhält – im Sommer entsprechend früher. Arbeiten wir dagegen nachts, sind die Räume und Hallen stark ausgeleuchtet und unser Körper verwirrt, weil er um diese Uhrzeit Dunkelheit erwartet.

Gesundheitliche Probleme bei Schichtarbeit liegen also vor allem daran, dass der Körper nicht nach den natürlichen

Regelmäßigkeiten leben kann, sondern ständig unnatürliche Reize von außen erhält. Wir schaden unserer inneren Uhr, wenn wir dann essen, nachdenken, schlafen oder uns bewegen, wenn unser Körper und Geist eigentlich das Gegenteil erwarten.

Unser Organismus ist von festen Rhythmen und Bedingungen abhängig. Darauf ist er seit Urzeiten programmiert. Wenn wir dies nicht beachten, gerät unser ganzes System aus dem Takt.

Natürlich macht Schichtarbeit nicht sofort krank. Einige Jahre, gerade als junger Mensch, kann der Körper Schichtarbeit noch relativ problemlos wegstecken, ohne langfristige gesundheitliche Probleme.

Je älter und länger die Arbeit in Schichten, desto wahrscheinlicher, dass gesundheitliche Probleme auch nach dem Arbeitsleben oder dem Wechsel in „normale" Arbeitszeiten noch andauern. Von langfristiger Schichtarbeit länger als 7 Jahre raten Mediziner daher dringend ab. Dass es in der Realität anders aussieht, wissen wir alle.

Ist jede Schichtarbeit gleich schlimm?

Grundsätzlich wirkt sich Schichtarbeit natürlich bei jedem Menschen anders aus. Dennoch gibt es zwei Grundsätze, die die Auswirkungen der Schichtarbeit für den Körper stark beeinflussen.

1. Dein Schlaftyp, auch Chronotyp genannt

Bist Du eher eine Eule oder eine Lerche? Wenn Du jetzt nur Bahnhof verstehst, empfehle ich Dir, noch einmal vorne im Buch nachzuschauen. Dort habe ich unserer inneren Uhr und den Schlaftypen ein eigenes Kapitel gewidmet.

Eulen sind eher Spättypen, die später ins Bett gehen und morgens entsprechend aufstehen. Sie kommen daher mit dauerhaften Spätschichten am besten zurecht.

Lerchen dagegen sind von Natur aus Frühaufsteher, die von selbst gerne zeitig ins Bett gehen. Sie stecken daher auch Frühschichten am besten weg.

In den USA gibt es mittlerweile Unternehmen, die ihre Arbeitnehmer entsprechend ihres Schlaftyps in Schichten einteilen. In Deutschland ist mir kein Unternehmen bekannt, das dies macht. Wenn Du eines kennst, schreib mir gerne eine E-Mail. Es gab mit Thyssen-Krupp einmal eine Pilotstudie dazu, die sich sehr positiv auf die Gesundheit der Mitarbeiter ausgewirkt hat. Leider ist das Unternehmen nicht dabei geblieben – auch weil sie den Mitarbeitern, die entsprechend ihrem Schlaftyp nur noch Frühschicht machten, nicht das vorher gezahlte Gehalt weiter zahlen wollte.

Arbeitest Du in einem Mehr- bzw. Wechselschichtmodell, hat Dein Schlaftyp nur einen geringen Einfluss auf die Auswirkungen der Schichtarbeit für Deinen Schlaf.

2. Die Schicht als solches

Spätschicht

Die Spätschicht gilt als die Schicht, die der Körper am besten wegstecken kann. Wir gehen etwas später ins Bett und stehen etwas später auf. Diese Art der Schicht ist auch auf Dauer in den wenigsten Fällen ein Problem für den Schlaf. Wichtig ist hier: Auch nach der Spätschicht solltest Du Feierabend machen und nicht sofort ins Bett gehen. Abschalten können ist wichtig für den Körper.

Frühschicht

Die Frühschicht ist schon etwas schlimmer. Man muss drei bis vier Stunden früher aufstehen als üblich, kann sich abends oft aber nur ein bis zwei Stunden früher aufraffen, ins Bett zu gehen. Besonders im Sommer, wenn es abends noch lange hell ist, fällt es vielen Menschen schwer, schon um 20.00 Uhr ins Bett zu gehen. Die Folge: Frühschichtler schlafen meist zu wenig!

Nachtschicht

Dauerhafte Nachtschicht ist von den drei möglichen Schichtarten, die mit den größten gesundheitlichen Auswirkungen.

Hierbei lebst Du permanent entgegen der inneren Uhr, die nachts eigentlich schlafen möchte. Schlafforscher sind sich einig: Tagschlaf kann Nachtschlaf nicht ersetzen!

Wechselschicht

Am schlimmsten sind ständig wechselnde Schichten, bei denen auch Schlafforscher nur kaum Tipps haben. Das liegt daran, dass diese Art der Arbeit so konträr gegen unsere innere Uhr ist. Mit Verhaltenstipps kann man da leider wenig ausrichten. Wechselschichtler haben auch erheblich größere gesundheitliche Problem als die Menschen, die dauerhaft in Nacht-, Spät- oder Frühschicht arbeiten. Es ist das Wechseln, was den Körper immer wieder aus dem Rhythmus bringt und krank macht. Als am „gesündesten" gilt ein Wechsel im Uhrzeigersinn von Früh- auf Spät- auf Nachtschicht mit einer darauffolgenden Woche Pause.

Die Schlafforschung ist noch auf der Suche nach der besten Möglichkeit, Menschen zu helfen, die mit Schichtarbeit leben müssen. Aktuell wird viel mit dem Schlafhormon Melatonin gearbeitet und mit weiteren Tipps, die ich Dir am Ende des Kapitels vorstelle.

Erschreckend:

Einer der bekanntesten Forscher unsere inneren Uhren, Prof. Aschoff, simulierte die Auswirkungen von wechselnden Schichten bei Fruchtfliegen. Diese Tiere wurden für eine Vielzahl von Studien für unsere Inneren Uhren verwendet. Die Erkenntnisse daraus wurden 2017 mit dem Nobelpreis ausgezeichnet. In einem Experiment wurde der Tagesbeginn jede Woche um 6 Stunden verschoben – Wechselschicht. Die Tiere überlebten 98 Tage. Die Vergleichsgruppe ohne Wechselschicht überlebte 125 Tage. Weitere Studien, etwa mit Krankenschwestern, die Wechselschichten hatten, zeigten erhöhtes Krebsrisiko.

Wer sollte nach Meinung der Schlafforschung keine Schichtarbeit ausüben?

Personen über 50 Jahre

Sie stecken die gesundheitlichen Auswirkungen meist noch schlechter weg als jüngere Menschen.

Schichtarbeit als Zweitjob

Wer nebenbei noch einen Zweitjob ausübt und daher ohnehin schon zusätzlich belastet ist.

Wer unter Vorerkrankungen leidet

Dazu gehören insbesondere Magen-Darm-Erkrankungen, weil sich Schichtarbeit auf unsere innere Uhr auswirkt und damit vor allem auf die Verdauung als einer der wichtigsten Taktgeber.

Herz-Kreislauf- und Stoffwechselerkrankungen sowie Probleme mit der Schilddrüse und psychische Erkrankungen.

Und, natürlich: Wer bereits unter Schlafproblemen leidet, sollte es tunlichst vermeiden, ab sofort in Schichten zu arbeiten. Die Schlafprobleme werden dadurch eher schlimmer als besser!

Was tun, wenn die Schichtarbeit unvermeidlich ist? Gut schlafen trotz Schichtarbeit?

Nachtarbeiter sollen bei ihrem Schlaf am Tag unbedingt auf absolute Dunkelheit achten

Wer sein Zimmer nicht komplett dunkel bekommt, kann mit Schlafmasken nachhelfen. Alternativ gibt es auch günstige und flexible Folien und Vorhänge für das Fenster. Mit dieser Methode arbeiten auch Leistungssportler, wenn sie ihr Hotelzimmer abends nicht komplett abgedunkelt bekommen oder mittags kurz schlafen möchten. Auch Schichtarbeiter ohne Nachtarbeit sollten das Schlafzimmer so dunkel wie möglich halten. So erreichst Du eine hohe Schlafqualität.

Setze Licht richtig ein, bzw. kenne die Auswirkungen von Licht

Blaues Licht, das vor allem in Tageslicht und künstlichem Licht enthalten ist, macht wach und hindert unseren Körper daran, das Schlafhormon Melatonin in ausreichender Menge zu produzieren. Vor allem nach der Spät- und Nachtschicht solltest Du dieses Licht daher meiden. Arbeite mit Blaulichtfiltern und fahre etwa mit einer Sonnenbrille nach der Nachtschicht nach Hause.

Vor der Frühschicht dagegen solltest Du Dich schnell nach dem Aufstehen viel Licht aussetzen, da es Dich wach macht, die Aufmerksamkeit steigert und Deinem Körper signalisiert, dass Du nun seine volle Energie benötigst. Hierbei können etwa Tageslichtlampen helfen, die Dich morgens beim Frühstückstisch mit Licht versorgen, wenn es draußen noch dunkel ist.

Kenne die Auswirkungen von kühler Temperatur

Am Abend sollte die Temperatur in Deinem Schlafzimmer eher zu kühl als zu warm sein – mehr dazu auch im Kapitel *Das Schlafzimmer*. An Deinem Arbeitsplatz solltest Du es Dir ebenso eher zu kühl als zu warm machen. Dies wirkt der Müdigkeit entgegen und ist gut, wenn Du bei wechselnden Schichten mit Tagesmüdigkeit zu kämpfen hast.

Achte generell auf eine sehr gute Schlafhygiene, um eine hohe Schlafqualität zu erreichen.

Wenn Du noch nicht weißt, was Schlafhygiene bedeutet, dann keine Sorge: Im übernächsten Kapitel stelle ich Dir das ausführlich vor.

Fazit:

Schichtarbeit ist für unseren Schlaf alles Andere als gut. Gerade Nacht- und Wechselschichten sind Killer von gutem Schlaf. Leider hat die Schlafforschung kein Allheilmittel für all die Berufsgruppen, in denen sich Schichtarbeit nicht vermeiden lässt. Alle Tipps dienen lediglich der Reduzierung der gesundheitlichen Auswirkungen für den Körper und den Schlaf.

Vor allem Arbeitgeber können noch viel tun, um Arbeitnehmer zu unterstützen. Dazu gehört die Aufklärung der Mitarbeiter im Vorfeld mit Informationen und Schlaftipps, aber auch die Überlegung, Schichtarbeit nach dem individuellen Schlaftyp auszurichten sowie Ruheräume und die Möglichkeit für Power Naps, insbesondere während Nachtschichten, um für mehr Konzentration und Sicherheit im Betrieb zu sorgen.

Schichtarbeit, besonders Nachtarbeit, ist erheblich besser bezahlt als „normale" Arbeit. Mehr Geld ist für viele Menschen der Hauptgrund, warum sie sich Schichtarbeit überhaupt erst antun. Das hat sich auch in einer von uns durchgeführten Umfrage herausgestellt.

Eigentlich ist es doch absurd, Menschen dafür zu bezahlen, dass sie sich krank arbeiten, oder?

Besser Schlafen auf Reisen

Gehen wir auf Reisen, kommen wir aus unserer gewohnten Umgebung heraus. Das hat Auswirkungen auf den Schlaf. Wie Du trotzdem gut schlafen kannst, das erfährst Du in diesem Kapitel.

Flugzeug

Schlafen im Flugzeug – die einen können das gar nicht, andere können ohnehin überall schlafen und schlummern auch im Flugzeug problemlos ein. Insbesondere bei Langstreckenflügen möchte aber jeder schlafen. Schließlich hat unser Körper auch bei Flügen über Nacht das Bedürfnis, zu schlafen. Licht, Lärm und die Enge im Flugzeug erschweren das Einschlafen leider ungemein.

In diesem Kapitel stelle ich Dir viele Tipps vor, um das Schlafen im Flugzeug so angenehm wie möglich zu gestalten.

Tipp Nr. 1: Sitz am Notausgang

Schnappe Dir den Platz am Notausgang. Hier hast Du mehr Beinfreiheit als auf den anderen Plätzen.

Dieser Platz ist natürlich nicht immer frei. Dann solltest Du Dir einen Platz am Fenster schnappen. Dieser Platz hat viele Vorteile:

1. Du kannst Dich dort besser anlehnen.

2. Niemand versucht über Dich zu steigen, während Du schläfst.

3. Andere Passagiere oder Flugbegleiter rempeln Dich nicht aus Versehen an – Das Risiko besteht beim Platz am Gang.

Also: Notausgang oder Fensterplatz.

Tipp Nr. 2: Rücklehne verstellen

Klappe die Rückenlehne Deines Sitzes nach hinten. So versuchst Du, eine ähnliche Position einzunehmen wie beim Schlafen zu Hause. Auch wenn das Liegen im heimischen Bett erheblich gemütlicher ist. Nimm dabei Rücksicht auf die Personen in der hinteren Reihe. Das Gute: Gerade bei Nachtflügen werden die Personen hinter Dir ebenfalls ihre Rücklehnen nach hinten stellen, sodass alles ok ist.

Tipp Nr. 3: Gemütliche Kleidung

Ziehe Dir gemütliche Kleidung an. Eine enge Jeans ist nicht gerade die beste Kleidung zum Schlafen. Klar, die kuschelige Kleidung von zu Hause ist nur schwer zu imitieren. Gegen eine lange Jogginghose und einen flauschigen Pullover ist aber nichts einzuwenden. Im Flugzeug ist es ohnehin meist etwas kälter. Wenn Du Deine Schuhe ausziehst, tragen auch dicke Socken zum Wohlfühlen bei.

Tipp Nr. 4: Nutze eine Schlafbrille

Das Licht im Flugzeug ist ein starker Störfaktor. Anders als zu Hause können wir nicht nach Belieben die Rollläden und Jalousien zuziehen. Eine gute Schlafbrille schafft Abhilfe. Es empfiehlt sich, eine eigene mitzubringen. Diese kannst Du vorher auch einmal Probetragen und weißt dann, dass sie Deine Umgebung so abdunkelt, wie Du es Dir wünscht.

Wenn Du eine Empfehlung von mir wünscht: Schaue mal bei uns auf dem YouTube Kanal, wir haben einige Schlafmasken ausführlich getestet.

Tipp Nr. 5: Verwende Kopfhörer oder Ohrstöpsel

Ohrstöpsel helfen, Lärm Deiner Sitznachbarn und der Flugcrew von Dir fernzuhalten.

Bei Kopfhörern kannst Du spezielle Noise-Cancelling Kopfhörer verwenden. Diese filtern das fiese Brummen des Flugzeugs, sind allerdings nicht ganz günstig. Alternativ verwendest Du „normale" Kopfhörer, über die Du Musik hörst. Geeignet ist dabei spezielle Entspannungsmusik oder sogenanntes weißes Rauschen, das alle anderen Geräusche in Deiner Umgebung übertönt. Ein entspannender Podcast geht natürlich auch.

Tipp: Nutze eine App, die die Musik nach einer vorher definierten Zeit ausstellt. So schläfst Du in Ruhe.

Tipp Nr. 6: Stelle Dir einen Wecker

Die ungefähre Landezeit wird meist beim Start mitgeteilt. Mit einem Wecker kannst Du ein Aufwachen durch eine laute Durchsage oder das Rütteln des Sitznachbarn vermeiden. Stelle Dir den Wecker auf eine Zeit etwa 20 bis 30 Minuten vor der geplanten Ankunft. So hast Du genügend Zeit, Deine Sachen zusammenzupacken, die Schuhe wieder anzuziehen und richtig wach zu werden. Auch das kannst Du ganz unkompliziert auf Deinem Handywecker oder in einer App einstellen.

Tipp Nr. 7: Sorge dafür, dass Dein Fluggurt für die Crew erkennbar ist

Du kennst das sicher: Die Flugbegleiter schauen stets, ob alle Passagiere angeschnallt sind. Wenn Du beim Schlafen eine Decke nutzt, ist das nicht immer gut erkennbar. Achte daher darauf, den Gurt über der Decke zu schließen. So ist immer erkennbar, dass Du angeschnallt bist.

Tipp Nr. 8: Verwende ein spezielles Nackenkissen

Mittlerweile gibt es spezielle Kissen, um den Schlaf im Flugzeug gemütlicher zu gestalten. Dabei handelt es sich meist um Nackenkissen, die auch das Schlafen im Mittelplatz erträglich machen. Zudem sind sie ergonomisch und wesentlich gemütlicher als die von den Fluggesellschaften angebotenen Kissen.

Jetlag

Was ein sozialer Jetlag ist, das hast Du bereits zu Beginn des Buches gelernt. Aber was ist ein „normaler" Jetlag, warum stört er unseren Schlaf und was kannst Du dagegen machen? Das schauen wir uns zusammen in diesem Kapitel an.

Was ist ein Jetlag?

Ein Jetlag ist eine durch den Wechsel von Zeitzonen hervorgerufene Schlafstörung von kurzer Dauer.

„Schuld" daran ist Deine innere Uhr. Sie gerät durch den Wechsel von Zeitzonen durcheinander und benötigt einige Tage, sich wieder zu synchronisieren. In dieser Zeit treten Schlafprobleme, aber auch oft Verdauungs- und Konzentrationsprobleme auf.

Beispiel:

Du fliegst von Deutschland nach New York, der Zeitunterschied beträgt sechs Stunden, der Flug dauert etwa neun Stunden. Wenn Du zur Mittagszeit fliegst, erwartet Deine innere Uhr bei Ankunft, dass Abend ist und Du alsbald schlafen gehen wirst. Stattdessen ist es noch hell. Das verwirrt den Körper, er bekommt andere Signale als erwartet und kommt daher aus dem Rhythmus.

Da das System rund um unsere inneren Uhren ein sehr sensibles ist, führt dies zu den bereits erwähnten gesundheitlichen Problemen. Das kennst Du sicher, wenn Du schon einmal mit einem krassen Zeitunterschied zu tun hattest.

Jetlag-Symptome

Beim Jetlag vermisst der Körper seine gewohnten Signale und Rhythmen. Daher reagiert er mit entsprechenden Symptomen.

Der Wechsel in eine neue Zeitzone sorgt dafür, dass sich der zirkadiane Rhythmus (siehe Kapitel *Innere Uhr*) umstellen und neu anpassen muss. Dies geschieht durch die bekannten Taktgeber, vor allem Tageslicht und die Ernährung. Das geht jedoch nicht von jetzt auf gleich. In der Regel nimmt dies einige Tage in Anspruch.

Faustregel: Pro Stunde Zeitverschiebung benötigt Dein Körper einen Tag zur Umstellung.

Übliche Symptome in dieser Zeit:

- Ein- und Durchschlafprobleme
- Tagesmüdigkeit
- Erschöpfung
- Verdauungsprobleme
- Konzentrationsprobleme
- Kopfschmerzen

Bist Du länger im Urlaub, wirst Du das sicher gut wegstecken können und in Deine Urlaubsplanung mit einbeziehen. Geschäftsleute dagegen haben damit größere Probleme, erst recht, wenn Sie die Zeitzone wieder verlassen, bevor der Körper sich umstellen konnte. Vor Ort sind sie weniger leistungsfähig, das kann wichtige Abschlüsse kosten und große wirtschaftliche Folgen haben. Zum Glück kennt man heute viele gute Tipps und

Verhaltensweisen, um die Folgen von Jetlag so gering wie möglich zu halten.

Wie lange dauert ein Jetlag?

Das ist, wie so vieles, sehr individuell. Neben den Symptomen, mit denen die einen mehr, die anderen weniger zu kämpfen haben, ist auch die Dauer des Jetlags sehr individuell.

Die eben genannte Faustregel ist jedoch ein guter Indikator.

Reisen in den Osten oder Westen – Gibt es da Unterschiede?

Ja, die gibt es.

Bei Flügen in Richtung Osten spüren wir Jetlag-Symptome in der Regel stärker als bei Flügen in Richtung Westen. Das liegt daran, dass es uns leichter fällt, länger wach zu bleiben als morgens früher aufzustehen. Um auf das Beispiel mit dem Flug nach New York zurückzukommen: Hier werden die Jetlag-Symptome eher moderat ausfallen, weil Du einfach ein paar Stunden länger wach bleibst.

Gut zum Merken:

Bei einem Flug in Richtung Westen machst Du eine Nacht durch – gehst später schlafen.

Bei einem Flug in Richtung Osten gehst Du gefühlt bereits am Nachmittag zu Bett.

Bei einem Flug in Richtung Osten verkürzt sich Dein Tag, Du musst Deinen Körper zwingen, früher schlafen zu gehen. Das funktioniert erheblich schwieriger als einige Stunden länger wach zu bleiben – bei Flügen in Richtung Westen verlängert sich Dein Tag.

Allgemeine Tipps zum Jetlag

Das effektivste Mittel gegen Jetlag ist Zeit. Wenn Du die Möglichkeit hast, bereits einige Tage vor dem wichtigen Termin vor Ort anzureisen, bist Du im entscheidenden Zeitpunkt körperlich und mental topfit, weil Dein Körper ausreichend Zeit hatte, sich wieder neu zu synchronisieren.

In diesen Luxus kommen jedoch die wenigsten. Wenn es gut läuft, kannst Du einen Tag vorab anreisen, leidest aber trotzdem noch unter der Zeitverschiebung. Die folgenden Tipps sollen Dir helfen, die Auswirkungen so gering wie möglich zu halten.

Vor der Reise

Schlafenszeiten verändern

Gerade bei Reisen Richtung Osten kann es sehr sinnvoll sein, einige Tage vor Abreise damit zu beginnen, die Einschlaf- und Aufstehzeiten schrittweise nach vorne zu verlegen. Das geht am besten mit dem wirkungsvollsten Taktgeber unserer inneren Uhr: Licht

Konkret heißt das für Dich:

- Morgens früher aufstehen und mit Licht für Wachheit sorgen
- Abends früher ins Bett gehen, indem Licht gemieden wird

Umgekehrt kannst Du bei Reisen in den Westen vorgehen.

Melatonin

Die Einnahme von Melatonin in einer niedrigen Dosis von 0,5 mg bis 1,0 mg in der Nacht vor der Abreise kann Dir viele Vorteile bringen. Du schläfst besser ein und startest so mit vollen Akkus in die Reise. Zudem ist Melatonin ein wichtiger Taktgeber unserer inneren Uhren. Damit wird der Tag-Wach-Rhythmus vor der Reise noch einmal richtig getaktet.

Auf dem Flug

Fasten

Den Vorschlag des Fastens auf dem Flug (besser schon einige Stunden vorher damit beginnen), haben Forscher der Harvard University populär gemacht. Wie kommen sie auf diese Empfehlung?

Neben Licht ist Ernährung bekanntlich ein wichtiger Taktgeber unserer inneren Uhren. Das Fehlen von Nahrung kann wohl ein so starker Taktgeber sein, dass alle anderen inneren Uhren aufhören zu ticken. Das haben die Forscher in einem Experiment mit Mäusen herausgefunden.

Die Empfehlung daher:

Beginne einige Stunden vor Abflug mit dem Fasten und trinke während des Flugs nur viel Wasser. Am Zielort angekommen beginnst Du kurze Zeit nach Ankunft wieder mit der Nahrungsaufnahme. Zusammen mit dem Einfluss des Tageslichts beginnen die inneren Uhren wieder zu ticken. Dies soll helfen, dass sich Dein Körper schneller mit der neuen Zeit synchronisieren kann. Die Forscher haben das Experiment zwar mit Mäusen und nicht mit Menschen durchgeführt, aber: Es funktioniert auch bei uns Menschen. Zumindest in der Gestalt, dass die Symptome von Jetlag erheblich gemindert werden können.

Bewegung

Gerade bei Langstreckenflügen solltest Du auch während des Fluges aufstehen und Dir etwas die Beine vertreten – natürlich nur, sofern Du nicht schläfst.

Am Ankunftsort

Am Zielort angekommen solltest Du darauf achten, zügig die wichtigen Taktgeber Tageslicht und Ernährung in Deinen Alltag einzubringen. Dies hilft, um Deine inneren Uhren wieder richtig zu takten. Gerade bei Flügen Richtung Westen sorgt das Tageslicht zudem für Wachheit und steigert Deine Aufmerksamkeit.

Kommst Du im Osten an und musst Deinen Körper zwingen, früher zu schlafen, hilft genau das Gegenteil. Meide das Tageslicht und blaues Licht, trage eventuell eine Sonnenbrille. Um das Einschlafen zu erleichtern kann auch hier die moderate Einnahme von Melatonin sinnvoll sein.

Fazit: Auf Langstreckenflügen kommen Deine inneren Rhythmen ganz schön durcheinander. Wie intensiv dieses Durcheinander ausfällt, hängt vor allem von der Flugrichtung ab, aber auch von Deinem Körper. Zur Bekämpfung von Jetlag-Symptomen haben sich die Einnahme von Melatonin sowie das Fasten allgemein als sehr wirkungsvoll bewährt.

Schlafforschung:

Schlafforscher raten, den Körper nur bei längeren Aufenthalten auf die neue Zeit einzustellen. Wer nur ein oder zwei Tage vor Ort verbringt, sollte am besten versuchen, den eigenen Tag-Nacht-Rhythmus aus der Heimat beizubehalten. Inwieweit dies möglich und mit Terminen vor Ort vereinbar ist, weil man dann nachts aktiv und tagsüber schlafen müsste, muss jeder für sich individuell entscheiden.

First-Night Effect

In fremden Betten schlafen wir schlechter. Warum eigentlich und kannst Du das verhindern?

Eine neue Schlafumgebung ist für unseren Körper erst einmal ungewohnt. Und was ungewohnt ist, könnte Gefahr bedeuten. Das war ganz früher so und ist bis heute so ins uns verankert.

In der ersten Nacht fällt uns daher das Einschlafen schwerer und wir empfinden den Schlaf als weniger erholsam. Der Grund dahinter: Weil Gefahr drohen könnte, bleibt eine Gehirnhälfte etwas wacher als üblich und der erholsame Tiefschlafanteil wird reduziert.

Gut zu wissen: Ab der zweiten, spätestens dritten Nacht legt sich das Ganze wieder. Du kannst den First-Night Effect minimieren, indem Du etwas Bekanntes verwendest. Nimm Dein eigenes Kissen mit, Deinen eigenen Laken oder verwende einen Dir bekannten Raumduft.

Schlafhygiene – Die Basis für guten Schlaf

Eine gute Schlafhygiene ist die Basis eines guten Schlafes. Wenn wir bei Schlafonaut mit Menschen zusammenarbeiten, die ihren Schlaf verbessern möchten, ist die Schlafhygiene eines der ersten Punkte, die wir uns anschauen.

Eine schlechte Schlafhygiene ist unserer Meinung nach einer der Hauptgründe für Schlafprobleme im 21. Jahrhundert.

Was ist Schlafhygiene?

Schlafhygiene bezeichnet Verhaltensweisen, die guten Schlaf fördern, bzw. behindern. Bei einer guten Schlafhygiene haben wir das Ziel, uns auf schlaffördernde Verhaltensweisen zu konzentrieren und die störenden Verhaltensweisen zu minimieren.

In diesem Kapitel stelle ich Dir unsere Regeln der Schlafhygiene vor. Ich bin überzeugt davon, dass jeder Mensch durch das simple Einhalten dieser Regeln seinen Schlaf und vor allem seine Schlafqualität erheblich verbessern kann, also legen wir los:

Hinweis: Einige dieser Verhaltensweisen sind Dir im Laufe des Buches schon einmal über den Weg gelaufen.

Regelmäßige Schlafenszeiten

Das Einhalten von regelmäßigen Schlafenszeiten ist die Basis der Schlafhygiene. Alle nachfolgenden Verhaltensweisen sind umso effektiver, je besser Du Dich an regelmäßige Einschlaf- und Aufstehzeiten hältst. Umgekehrt bringt Dir das Einhalten der weiteren Schlafhygiene-Tipps nicht so viel wie möglich, wenn Du täglich zu anderen Zeiten ins Bett gehst und aufstehst.

Was sind regelmäßige Schlafenszeiten?

Dazu gehört nicht nur, dass Du täglich zur annähernd gleichen Zeit ins Bett gehst, – plusminus 20 Minuten sind okay – sondern vor allem, dass Du Dir eine feste Aufstehzeit aussuchst und diese auch am Wochenende beibehältst.

Was sich extrem einfach anhört, ist in der Praxis oft nicht so leicht umsetzbar. Es ist sehr verlockend, am Wochenende auszuschlafen und etwas Schlaf nachzuholen, oder?

Leider mag unser Körper das überhaupt nicht. Unserem Körper sind regelmäßige Abläufe und Gewohnheiten am liebsten. Dann muss er nicht viel nachdenken und kann die Energie für neue Aufgaben sparen.

Viele Prozesse in unserem Körper laufen daher immer zu einer bestimmten Zeit ab. Dabei folgt der Körper seiner inneren Uhr, die er kontinuierlich unter anderem anhand des Tageslichts einstellt. Neben dem Tageslicht sind unsere Verhaltensweisen ein sogenannter Taktgeber dieser inneren Uhr. Das haben wir uns zu Beginn des Buches ja schon ausführlich angeschaut.

Wenn wir etwa immer zu denselben Uhrzeiten essen, stellt sich unser Körper nach und nach darauf ein. So ist es auch beim Schlafen. Wenn Du immer um 23.00 Uhr zu Bett gehst und um 6.00 Uhr aufstehst, wird Dein Körper das mit der Zeit lernen. Das Einschlafen zu dieser Uhrzeit wird Dir dann sehr leichtfallen, Dein Körper wartet dann nur noch darauf, dass Du Deine Augen schließt.

Morgens wird Dein Körper nach und nach von alleine zur geplanten Uhrzeit wach, sodass ein Wecker nicht mehr nötig ist.

Am Anfang musst Du Dich vielleicht noch etwas zwingen, auch am Wochenende zur gleichen Zeit aufzustehen. Aber sieh es positiv: Du hast nun mehr Zeit für andere Dinge: Du kannst die zusätzliche Zeit am Wochenende für ein gutes Buch nutzen, einen Spaziergang oder eine andere Tätigkeit, für die Du sonst „keine Zeit" hast, weil Du Dich im Bett noch 10 x umgedreht hast.

Montagsblues:

Wusstest Du übrigens, dass langes Schlafen am Wochenende einer der Hauptgründe dafür ist, dass montags in vielen Unternehmen einer der unproduktivsten Tage ist?

Das ist ganz einfach zu erklären. Wir schlummern am Wochenende öfter einmal bis 10.00 Uhr oder gar 11.00 Uhr und machen uns einen ruhigen Tag. Das führt bei vielen Menschen dazu, dass sie sonntagsabends nicht ausreichend müde sind und lange wach liegen. Morgens müssen wir dann jedoch wieder früh raus, die Arbeit ruft.

Der Körper muss sich also nach zwei langen Schlaftagen am Samstag und Sonntag plötzlich wieder auf eine kurze Nacht einstellen. Das kann er nicht so schnell wie wir es gerne hätten. Deshalb leiden viele am Montagmorgen unter einem kleinen Jetlag.

Genau das möchten wir mit regelmäßigen Schlafenszeiten verhindern, damit Du montagmorgens schon vor dem Wecker wach wirst.

Meide das Smartphone und blaues Licht am Abend

Blaues Licht macht und hält Dich wach und hindert Deinen Körper daran, ausreichend Melatonin zu produzieren. Die Folge: Probleme beim Einschlafen. Aber der Reihe nach.

Was ist Blaues Licht?

Bei Blauem Licht handelt es sich um ein Lichtspektrum mit der Wellenlänge von ca. 380 bis 490 Nanometer. Blaues Licht kommt vor allem in Tageslicht und künstlichen Lichtquellen wie Smartphones, Tablets und Laptops vor. Aber auch Energiesparlampen, die unsere Zimmer ausleuchten, enthalten viel Blaues Licht! Für uns als Person wirkt es eher wie weißes Licht, für unser Auge aber ist es Blaues Licht.

Wie wirkt Blaues Licht?

Blaues Licht wirkt auf unsere inneren Uhren und dabei vor allem auf das Schlafhormon Melatonin.

Blaues Licht in Tageslicht wirkt anregend. Es macht uns wach. Gerade im Winter, wenn es dunkel ist und wir in unserem Körper häufig einen erhöhten Melatoninspiegel am Tag haben, nutzen daher viele Menschen eine sogenannte Tageslichtlampe mit einem hohen Blaulicht-Anteil, um morgens wacher aus dem Haus zu gehen.

Unser Körper nutzt das in Tageslicht natürlich vorkommende Blaulicht, um unsere inneren Uhren zu steuern. Vereinfacht gesagt, kann unser Körper dank dem Blauen Licht zwischen Tag und Nacht unterscheiden.

Im Bereich Schlaf hat Blaues Licht einen Einfluss auf das Schlafhormon Melatonin. Wenn unser Auge Blaues Licht wahrnimmt, wird das Enzym Melanopsin gebildet. Das teilt dann der Zirbeldrüse im Gehirn mit, dass es Tag ist und kein bzw. weniger Melatonin produziert werden soll. Blaues Licht ist damit in der Lage, unseren Schlaf-Wach-Rhythmus zu steuern und zu verschieben.

Wir können also bis hier zusammenfassen:

Blaues Licht ist positiv, wenn wir morgens oder im Winter mit Müdigkeit zu kämpfen haben. Durch seine Wirkung auf unsere inneren Uhren macht es uns wach! Im Bereich von Lichttherapien ist viel Blaues Licht daher sinnvoll und wird bereits sehr erfolgreich eingesetzt.

Blaues Licht ist negativ, wenn es Abend ist. Dann kann es unseren Schlaf-Wach-Rhythmus verschieben und die Produktion von Melatonin hemmen. Abends erwarten unsere inneren Uhren Dunkelheit. Mit hellem, blauem Licht signalisieren wir unsrem Körper jedoch, dass Tag ist.

Wirkt jedes Blaue Licht gleich?

Blaues Licht sorgt für eine Unterdrückung der Produktion des Schlafhormons Melatonin. Dabei ist die Wellenlänge des Lichts nicht ganz unentscheidend. Kurze Wellenlängen unterdrücken die Melatoninproduktion weniger als lange.

Blaues Licht mit 380 nm ist daher weniger schädlich für den Schlaf als 440 nm. Insgesamt gilt der Bereich von 380 nm bis 440 nm als besonders schädlich für unseren Körper auf Dauer.

Moderne LED-Leuchten und damit auch Smartphones strahlen viel Blaues Licht mit einer Wellenlänge von 440 nm aus.

Auswirkungen auf den Schlaf

Wie sich Blaues Licht genau auf den Schlaf auswirkt, ist umstritten, vor allem weil es auch an Langzeitstudien mangelt. Viele Studien, die am Ende des Buches beigefügt sind, haben sich dem Thema schon gewidmet. Zu einem eindeutigen Ergebnis sind sie nicht gekommen. Was jedoch klar ist:

- Blaues Licht am Abend führt zu einer Verschiebung unserer inneren Uhren.
- Blaues Licht am Abend und eine Verschiebung unserer inneren Uhren wird damit in Verbindung gebracht, die Entstehung von chronischen Krankheiten zu begünstigen.
- Blaues Licht führt zu einer Unterdrückung der Produktion von Melatonin. Melatonin ist als Antioxidant extrem wichtig für unsere Gesundheit und vor allem unseren Tiefschlaf!

Wie kannst Du Dich schützen?

1. Schalte alles aus

Mache das Smartphone sowie weitere Blaulichtquellen konsequent 2 Stunden vor dem Schlafengehen aus. Laptop, Smartphone und TV sind dann also Tabu. Das Zimmerlicht dimmst Du und widmest Dich von nun an nur noch einem Buch, der Zeitung, einem Instrument, einem Hörbuch oder Podcast, lernst noch etwas oder unterhältst Dich mit Deinem Partner. Klingt nach Utopie? Ganz ehrlich, das ist es auch.

Smartphone und Co. sind in unseren gesellschaftlichen Alltag voll integriert. Selbst, wenn Du es schaffen solltest, zu Hause (fast) jeden Tag die nötige Disziplin aufzuwenden und Dich nicht-technischen Aktivitäten am Abend zuwendest, so lauert die „Gefahr" doch dann, wenn Du die Wohnung verlässt:

Ausgeleuchtete Straßen, Lokale, Kino und Abende bei Freunden unter vollem Licht. Gänzlich vermeiden lässt es sich also nicht. Smartphone-, Laptop- und TV-freie Zeiten am Abend sind schon super, wenn Du sie so oft wie möglich einrichten kannst. Und vielleicht magst Du nach einer kurzen Probierphase gar nicht mehr zurück in die „Normalität" – wer weiß das schon?

2. Du machst das beste aus der Situation und schützt Dich, Deine Augen und Deinen Schlaf.

Das Problem des blauen Lichts ist nicht nur in der Forschung in den vergangenen Jahren behandelt worden. Auch die Technologieindustrie als Verursacher des Problems hat sich mit einer Lösung dafür auseinandergesetzt.

Smartphone

Für das Smartphone gibt es nun sogenannte Blaulichtfilter. Dabei wird der Blaulichtanteil aus dem Licht zum Großteil herausgefiltert, indem ein meist orangener Filter über das Licht gelegt wird. Diesen Effekt kannst Du mithilfe einer speziellen App erzielen, bei den meisten neueren Handys ist diese Funktion bereits vorinstalliert und Du musst diese nur noch aktivieren. Das Gute: Du kannst dort in der Regel auch Uhrzeiten festlegen, sodass der Filter jeden Tag ab 20.00 Uhr automatisch eingeschaltet und gegen 7.00 Uhr morgens wieder ausgeschaltet wird. Diesen Schutz für Deine Augen und Deinen Schlaf kann ich Dir nur wärmstens ans Herz legen.

Wenn Du der Meinung bist, das Licht ist doch gar nicht so grell und die Panikmache vor dem blauen Licht nichts als Hysterie, dann empfehle ich Dir ein kleines Experiment:

Schalte einen Blaulichtfilter Deiner Wahl am Abend ein und beschäftige Dich wie gewohnt mit Deinem Smartphone. Gegen 22.00 Uhr oder wann immer Du auch zu Bett gehst, schaltest Du den Filter einmal wieder aus. Du merkst den krassen Unterschied, wetten?

Laptop / Desktop

Für den Laptop bzw. den Desktop-PC gibt es das kostenlose Programm f.lux, das Du über Google ganz einfach finden wirst. Auch hier kannst Du Zeiten einstellen, zu denen es sich ein- und ausschaltet. Windows hat einen Nachtfilter seit kurzem bereits vorinstalliert. Normale Internettätigkeiten sind damit problemlos möglich, der Filter wird Dich dabei bereits nach wenigen Sekunden nicht mehr stören, versprochen. Lediglich aufwendigere Grafikarbeiten, bei denen Du wirklich das helle Originalbild benötigst, sind mit Filter nicht gut zu erledigen.

Zimmerbeleuchtung / TV

Aber was ist mit dem Blaulicht aus den Lampen an der Decke und dem TV? Auch davor kannst Du Dich schützen. Und zwar mithilfe einer sogenannten Blaulichtfilter-Brille. Die Brillengläser sind dann gelblich oder orange, so wie Du das von Skibrillen kennst und schützen Deine Augen vor dem blauen Licht. Du könntest diese Brillen dann auch alternativ zu den eben genannten Funktionen auf Deinem Smartphone oder Laptop verwenden. Dabei hast Du verschiedene Möglichkeiten zur Auswahl. Bist Du kein Brillenträger kannst Du ganz einfach aus dem Angebot der Blaulichtfilter-Brillen wählen und das Modell tragen, welches Dir gefällt. Aber obacht: Blaulichtfilterbrille ist nicht gleich Blaulichtfilterbrille!

Worauf musst Du beim Kauf einer Blaulichtfilter Brille achten?

Vor allem auf die Filterkraft der Brillen. Sehr häufig steht dazu in der Produktbeschreibung nichts oder die Brillen filtern nur bis 400 nm. Da Blaues Licht aber bis ca. 490 / 500 nm reicht und das Licht der Smartphones 440 nm beträgt, solltest Du auch unbedingt Brillen kaufen, die eben dieses Blaue Licht filtern können.

Eine entsprechende Empfehlung findest Du in unserem YouTube Video über Blaues Licht und auf www.schlafonaut.de

Als Brillenträger hast Du 3 Möglichkeiten.

1. Du gehst zu einem Optiker Deiner Wahl und kaufst eine separate Blaulichtfilter-Brille. Bis zu einer gewissen Sehstärke geht dies, ist jedoch nicht ganz billig.

2. Du ziehst eine Überziehbrille an. Das kannst Du Dir so wie eine 3D-Brille aus dem Kino vorstellen, die über Deiner normalen Brille getragen wird. Sonderlich modisch ist das nicht unbedingt, erfüllt aber den gewollten Zweck. Wenn Du einmal schauen möchtest, wie das aussieht: Für Schlafonaut habe ich mich einmal mit einer solchen Brille ablichten lassen. Gängige Modelle kosten etwa 50 Euro.

3. Blaulichtfilter in Form von Aufsteckern. Diese steckst Du auf Deine Brille bzw. das Nasenteil und schon schaust Du durch einen orangenen Filter. Das sieht dann zwar nur halb so komisch aus wie Möglichkeit Nr. 2, erfüllt aber auch seinen Zweck. Kostenpunkt: Ab etwa 50 Euro.

Andere Lichtfarben

Es hindert Dich niemand, am Abend auf andere Lichtfarben zu setzen. Alternativen zu kaltem, LED-Licht, das reich an blauem Licht ist, sind traditionelle Kerzen, alte Glühbirnen oder eine schöne Salzkristalllampe, die eher orangenes Licht abgibt. Mittlerweile gibt es auch moderne Lichttechnologien, bei denen Du die Lichtfarbe der Lampe ganz individuell per Smartphone-App einstellen kannst. Ich möchte hier keine Werbung für ein bestimmtes Produkt machen. Du wirst ganz sicher über Google oder im Einzelhandel fündig.

P.S.

Das Smartphone am Abend ist übrigens nicht nur wegen des Blaulichts ein Schlafkiller. Wie Du Dir vielleicht denken kannst: Die Hormone spielen mal wieder eine Rolle. Zu meiner Verteidigung: Auch das ist wissenschaftlich belegt und kein Gag, um die Hormone in möglichst viele Kapitel in diesem Buch zu verpacken. Diesmal heißt der Übeltäter: Dopamin

Dopamin ist wie Serotonin ein Neurotransmitter und Botenstoff. Seine Aufgabe ist es also, gewisse Gefühle in unseren Nervenzellen zu übertragen. Dopamin ist für positive Gefühle wie Glück und Belohnung zuständig. Machen wir etwas, was uns Spaß macht, dann bekommt unser Gehirn einen kleinen Dopmainstoß. Das kann bei einem Stück Schokolade, Sport, Sex oder auch der Benutzung des Smartphones der Fall sein. Aber warum beim Smartphone?

Das Smartphone ist das Belohnungsinstrument des 21. Jahrhunderts. Der Grund ist ganz einfach. WhatsApp-Nachrichten, (Ablenkung durch) YouTube-Videos, Spiele und Push-Benachrichtigungen reißen uns aus unserem Alltag. Sie symbolisieren uns: *Ich bin wichtig, ich werde gebraucht* und geben uns soziale Bestätigung. Das tut gut. Davon wollen wir mehr. Das macht süchtig. Wer möchte denn nicht gerne mehr Belohnung haben? Und genau deshalb kommen wir so schwer vom Smartphone am Abend los.

Dopamin macht nicht nur süchtig, es macht auch wach. Logisch, oder? Wenn das Gehirn Belohnungen verspürt und mehr davon möchte, dann ist es wach und aufmerksam, um die Gelegenheiten nach mehr Dopamin wahrnehmen zu können. Alles nicht so super Voraussetzungen, um gut einzuschlafen.

Gibt es da eine Lösung für? Zumindest für das blaue Licht, ja (siehe oben). Für die Dopaminausschüttung hilft nur Disziplin, das Smartphone wirklich wegzulegen.

Meide große Mahlzeiten 3 bis 4 Stunden vor dem Schlafengehen

Mit vollem Bauch einschlafen. Auch hier schwören viele Menschen darauf, wohl genährt ins Bett zu hüpfen. Hast Du jedoch Probleme beim Einschlafen, versuche das Zeitfenster zwischen letzter großer Mahlzeit und Einschlafen auf 3 bis 4 Stunden zu vergrößern. So lange benötigt der Körper für eine Art Grundverdauung. Im Schlaf kann sich Dein Körper dann besser auf andere Aufgaben konzentrieren. Zudem erhöht ein voller Magen beim Liegen die Wahrscheinlichkeit für Sodbrennen.

Meide Koffein nach 16.00 Uhr

Manche Menschen trinken auch vor dem Einschlafen noch eine Tasse Kaffee und schlafen dann wie ein Baby. Auf die meisten Menschen trifft das nicht zu. Stattdessen wirkt Koffein bis zu 6 Stunden später noch in Deinem Gehirn. Dort stört es den Botenstoff Adenosin, der uns Müdigkeit signalisiert und damit beim Einschlafen hilft.

Kaffee ist bei Einschlafproblemen jedoch keineswegs verboten. Bis in den frühen Nachmittag darfst Du gerne 2 bis 3 Tassen trinken. Bedenke jedoch, dass auch andere Lebensmittel viel Koffein enthalten. So sollte der Liter Cola am Abend ebenso Tabu sein wie Grüner und Schwarzer Tee.

Beende Deinen Sport so früh wie möglich

Sport führt zur Ausschüttung des Stresshormons Cortisol, erhöht Deine Körpertemperatur und Dein Körper schaltet auf „Aktivität". Das sind keine guten Voraussetzungen, um einschlafen zu können. Versuche, das Zeitfenster zwischen Ende des Sports und

Einschlafen so groß wie möglich zu halten. Wenn es zeitlich partout nicht anders geht, kannst Du mit zusätzlichem Magnesium die negativen Auswirkungen verringern.

So wenig wie möglich am Tag schlafen

Wie soll denn Schlaf am Tag den Schlaf in der Nacht stören?, fragst Du Dich vielleicht. Das ist im Grunde ganz einfach. Um am Abend genug müde zu sein, solltest Du am Tag ausreichend Energie verbrauchen. Den sogenannten Schlaftrieb oder auch Schlafdruck Deines Körpers (siehe Kapitel Schlaf und Sport) störst Du dann, wenn Du mittags mehr schläfst als „nur" einen Power Nap (dazu ausführlich im nächsten Kapitel).

Achtung: Dazu gehört nicht das „Dösen" vor dem Fernseher. Diese kurzen Nickerchen unmittelbar vor der eigentlichen Schlafenszeit können je nach Länge und Häufigkeit Deine Einschlafzeit im Bett erheblich verlängern.

Alkohol kurz vor dem Schlafengehen meiden

Keine Sorge, das Glas Rotwein am Abend möchte ich Dir nicht nehmen. Einigen Menschen hilft Alkohol beim Einschlafen. Eine Dauerlösung ist das jedoch nicht. Alkohol greift in Deine Tiefschlaf- und REM-Phasen ein und bringt den natürlichen Rhythmus durcheinander. Es ist daher sinnvoll, das Glas Wein so früh zu trinken, dass es beim Schlafengehen bereits abgebaut ist. Trinkst Du also regelmäßig Alkohol (ob das Dir gut tut, entscheidest Du selbst), kann ein größeres Zeitfenster zum Schlafen Dir vielleicht schon helfen.

Ich persönlich rate jedoch aus den im Kapitel *Schlaf und Ernährung* erwähnten Gründen komplett ab von regelmäßigem Alkoholkonsum nahe Deines Schlaffensters.

Schränke das Rauchen ein

Dass Rauchen allgemein nicht gerade das Beste für die Gesundheit ist, wissen wir beide nur zu gut. Da verwundert es Dich sicher nicht, dass insbesondere das Nikotin Deinen Schlaf beeinträchtigen kann. Einerseits leidet die Lunge darunter, was mit der Zeit zu schlechterer Atmung in der Nacht führen kann. Zudem beeinträchtigt Nikotin laut einer amerikanischen Studie Deine Tiefschlafphasen in der ersten Nachthälfte. Wie beim Koffein und Alkohol ist ein ausreichend großes Zeitfenster zum Schlafengehen zu empfehlen und sicher einen Versuch Wert. Deine Schlafqualität zu erhöhen. Am besten ist es natürlich, das Rauchen gänzlich einzustellen, klar.

Tanke Tageslicht

Schon oft genug im Buch betont, kommt es auch im Rahmen der Schlafhygiene vor: Tageslicht. Für eine gut getaktete Innere Uhr ist der richtige Umgang mit Tageslicht extrem wichtig. Vor allem in den frühen Morgenstunden freut sich Dein Körper und Dein Schlaf am Abend ungemein über Tageslicht. Zur frühen Stunde ist das Sonnenlicht noch voller Informationen, rotes und blaues Licht sagen unserem Körper, dass es Tag ist, die Serotoninbildung wird angeregt und damit die Basis geschaffen für ausreichend Melatonin am Abend. Die oft gehörte Empfehlung: Dein Tag entscheidet über Deine Nacht, zeigt sich insbesondere bei Deinem Umgang mit Licht. Morgens und am Tag solltest Du so viel Tageslicht schnuppern wie nur möglich. Je später der Tag wird, desto mehr solltest Du auf Dunkelheit setzen. So gibst Du Deinem Körper immer die richtigen Signale mit unserem stärksten Taktgeber: Licht.

Wichtig zu wissen:

Die Sonne muss dabei nicht zwingend scheinen. Du kannst also nicht sagen: *„Ich wohne in Deutschland, für mich gilt das alles nicht."* Auch, wenn es bewölkt ist, regnet oder was auch immer: Allein der Fakt, dass Du draußen bist und Dein Körper mit Tageslicht interagieren kann, sorgt dafür, dass Du die vielen positiven Effekte einer gut getakteten Inneren Uhr genießen kannst. Das liegt vor allem an Lux, dem Maß für die Intensität von Licht. Gut zu wissen, wie hell ist es wirklich für unseren Körper:

Sonne, klarer Himmel:	bis zu 100.000 Lux
Schatten im Sommer:	10.000 Lux
Bedeckter Wintertag:	3.500 bis 6.000 Lux
Zimmerbeleuchtung:	50 bis 500 Lux
Kerzenlicht (1m Entfernung)	1 Lux
Vollmond	max. 0,4 Lux

Es gibt keine Alternative zum Aufenthalt in „richtigem" Tageslicht. Wie Du an der Aufzählung erkennen kannst, kommt aus gewöhnlicher Deckenbeleuchtung nur ein Bruchteil dessen, zu was Mutter Natur imstande ist. Subjektiv nehmen wir auch normale Zimmerbeleuchtung als sehr hell wahr, für unseren Körper ist das aber vergleichsweise dunkel, für eine gesunde Innere Uhr ist das nichts.

Tipp: Im App-Store findest Du mittlerweile zahlreiche Apps (Lux Tester), mit denen Du kostenlos die Lichtintensität in Deiner Umgebung überprüfen kannst. Du wirst überrascht sein, wie dunkel es dann doch in Deinem Zimmer ist im Vergleich zum Tageslicht.

Wichtig:

Kontinuität und Disziplin. Bei manchen Tipps und Verhaltensweisen fällt Dir das Einhalten einfacher als bei anderen.

Auch die Wirkung bestimmter Verhaltensweisen auf den Schlaf zeigt sich unterschiedlich schnell. Für den Erfolg ist es jedoch wichtig, die Verhaltensweisen konsequent durchzuziehen und nicht in alte Muster zu verfallen.

Am Abend entspannen

Du kannst die beste Schlafhygiene der Welt haben; wenn der Kopf streikt und Du einfach nicht abschalten kannst, dann wird das trotzdem nichts mit dem Einschlafen. Dieses Problem erleben wir regelmäßig in Coachings, wenn Coachees scheinbar alles richtig machen in Sachen Schlaf, es aber trotzdem – oft auch gerade deswegen – nicht mit dem Schlafen klappt. Was kann man da machen, ohne jetzt gleich zum Psychologen zu gehen? Erfolgsversprechende Entspannungstipps, vor allem um das bekannte Gedankenkarussell zu verhindern, darum geht es in diesem Kapitel. Ich möchte Dir einige erfolgsversprechende Methoden und Werkzeuge vorstellen, die wir in unseren Coachings nutzen. Was für Dich am Ende funktioniert und überhaupt umsetzbar ist, das kann ich Dir an dieser Stelle, ohne Dich näher zu kennen, jedoch nicht sagen.

Mehr Dunkelheit

Klingt sehr banal, hilft aber. In den großen Kapiteln *Die Innere Uhr* und *Schlafhygiene* haben wir uns bereits angesehen, wie sensibel unser Körper auf Licht reagiert. Das müssen wir nicht immer negativ formulieren und uns Gedanken machen, wie schädlich Licht am Abend ist. Drehen wir den Spieß um und machen uns die Wirkung von Licht zu Nutze, indem wir Dunkelheit als Einschlafhilfe nutzen. Warum sollen wir es uns erst dann dunkel und gemütlich machen, wenn wir einschlafen wollen? Fangen wir doch einfach schon vorher an, bereiten unseren Körper damit auf das Einschlafen vor und beseitigen damit Einschlafprobleme. Funktioniert. Glaubst Du nicht?

Vielleicht hilft Dir auch ein kleines Gedankenspiel: Wann warst Du das letzte Mal im Dunkeln angespannt? Situationen, die wir gewöhnlich mit Dunkelheit verbinden, stehen eher für Entspannung:

- Kino
- Ein entspannter Fernsehabend
- Romantik mit dem Partner
- Abendspaziergang
- Feierabend
- ...

In der Praxis sieht das dann so aus, dass Du es Dir in Deiner Wohnung probeweise einige Tage in den Stunden vor dem Schlafengehen dunkler machst als sonst. Schalte unnötige Lampen ab, dimme sie, setze nur auf Kerzenlicht, usw. Du wirst merken, wie entspannend das ist und dass Du schneller müde wirst – auf ganz natürliche Weise.

ASMR

ASMR ist ein noch relativ junges Internetphänomen, was vor allem auf YouTube anzutreffen ist. Das dahintersteckende Prinzip ist aber urmenschlich. Der Reihe nach. ASMR ist die Abkürzung für Autonomous Sensory Meridian Response und bezeichnet eine Entspannungsmethode, bei der das Gehirn wohltuend auf bestimmte Geräusche, Stimmen oder Berührungen reagiert. Eine deutsche Übersetzung für ASMR gibt es nicht, die Abkürzung hat sich mittlerweile auch in Deutschland etabliert. Oft ist auch von „Kopforgasmus" oder einem „Kribbeln im Hinterkopf" die Rede.

In YouTube Videos oder Hörbüchern wird dabei mit verschiedenen, sogenannten, Triggern versucht, dieses wohltuende Gefühl zu erreichen. Bekannte Trigger sind vor allem:

- Ruhige Stimmen

- Flüstern

- Bestimmte Geräusche wie Knistern oder Reiben an einer Oberfläche

- Rollenspiele, wie Frisörbesuche, bei denen der Kopf berührt wird

- Massagen

Was sich zunächst vielleicht etwas unheimlich anhört, hilft tatsächlich. Nicht jedem, man muss sich auch etwas drauf einlassen und den Trigger finden, der beruhigend wirkt. Wenn Du abends nicht abschalten kannst und der Grund dahinter vor allem Sorgen oder auch Angststörungen sind, empfehle ich Dir, ASMR einmal eine Chance zu geben.

Das dahintersteckende Prinzip ist relativ einfach erklärt. Der Verstand kommt zur Ruhe, weil sich das Gehirn auf die Geräusche oder die entspannte Stimme konzentriert. Wenn Du Dich vollends darauf einlässt, beschäftigst Du Dich in Gedanken nicht mehr mit der Angst vor dem Einschlafen, dem schlechten Tag, den Sorgen oder den vielen Aufgaben für den kommenden Tag.

Studien zu dieser Einschlafhilfe gibt es kaum. Das liegt vor allem daran, dass es schwierig ist, eine Versuchsgruppe mit einer Placebo-Versuchsgruppe zu vergleichen. Welches Placebo soll es für ein Gefühl geben, das nur derjenige spürt, der das ASMR Video sieht (und das auch nicht bei jedem Zuschauer auftritt).

Wie bei so vielem im Schlaf: Die Wirkung ist extrem individuell und wissenschaftlich nicht zwingend belegt. Sie ist aber nebenwirkungsfrei und viele positive Erfahrungsberichte sprechen für sich.

Weißes Rauschen

Auf einem ähnlichen Prinzip baut sogenanntes Weißes Rauschen auf. Weißes Rauschen ist ein gleichmäßiges Rauschen mehrerer Tonfrequenzen. Eintönige und vom Gehirn nicht als störend empfundene Geräusche werden für einen gewissen Zeitraum beim Einschlafen abgespielt. Das hat bei vielen Menschen einerseits einen beruhigenden Effekt, andererseits blendet es störende Geräusche aus, was wir uns vor allem bei Lärm im Schlafzimmer zu Nutze machen können. Aber dazu später im Buch noch mehr.

Leider ist es noch nicht möglich, Töne über ein Buch zu übertragen. Daher versuche ich Dir die Funktionsweise zu erklären. Traditionell klingt weißes Rauschen wie ein falsch eingestellter Sender im Radio oder am Fernseher. Dieses Geräusch lässt sich heute sehr gut mit einem Smartphone nachempfinden. Entsprechende Apps findest Du problemlos über den App-Store.

Für diese Zwecke darf das Smartphone auch ausnahmsweise einmal als Unterstützung für Deinen Schlaf dienen. Die Apps funktionieren auch im Flugmodus und auch die

Bildschirmbeleuchtung ist dafür nicht nötig, sodass aus dieser Sicht nichts gegen eine Verwendung des Smartphones spricht.

Neben dem klassischen weißen Rauschen, was ehrlich gesagt bei der ersten Verwendung etwas befremdlich klingen kann, gibt es auch andere Apps, die sich demselben Prinzip bedienen. Dabei gibt es neben dem Rauschen weitere monotone, aber wohltuende Geräusche wie etwa Regenplätschern, Vogelzwitschern, Wellenrauschen oder das Knistern vom Lagerfeuer. Hier kannst Du ja einfach mal etwas rumprobieren und Dein Lieblingsgeräusch oder Lieblingskombination beim Einschlafen abspielen lassen. Der größte, positive Effekt dieser Geräusche: Unser Gehirn konzentriert sich darauf oder kommt dadurch auf positive Gedanken. Vielen Menschen fällt es hierbei erheblich schwerer, ins Grübeln zu kommen und vor lauter Gedanken nicht einschlafen zu können.

Da die Apps kostenlos sind, spricht nichts dagegen, dieser Möglichkeit eine Chance zu geben.

Es gibt aber auch sogenannte Weißes-Rauschen-Geräte. Ich habe selbst eines zu Hause stehen.

Atemtechniken

Atmen allgemein ist ein absolut unterschätztes und oft belächeltes Instrument für Entspannung und damit auch das Einschlafen. Der Tipp „Atme" hilft jetzt wenig weiter. Schauen wir uns das Thema einmal ganz praktisch an. Du kannst abends nicht einschlafen und möchtest von mir eine sofort umsetzbare und leicht verständliche Anleitung haben, mit der Du „runterkommst".

4-7-8 Methode

Die wohl bekannteste Atemtechnik, die Dich auch gleich ins Reich der Träume begleiten soll, ist die 4-7-8 Methode. Ursprünglich aus dem Yoga kommend, soll die Methode Dich beruhigen. Wie das genau funktioniert, schauen wir uns jetzt an:

- Platziere Deine Zungenspitze an der Erhöhung hinter Deinen Vorderzähnen und schließe den Mund.
- 4 Sekunden durch die Nase einatmen.
- 7 Sekunden den Atem anhalten.
- Geräuschvoll durch den Mund ausatmen und bis 8 zählen.
- Nun wieder 4 Sekunden durch die Nase einatmen und das Ganze 4 x wiederholen.

Klingt kompliziert? Ganz ehrlich: Ich scheitere regelmäßig an der Umsetzung. Mir gelingt und hilft die folgende Technik eher und auch unsere Coachees machen damit bessere Erfahrungen.

Atem- und Grifftechnik

Bei reinen Atemtechniken besteht immer noch die „Gefahr" der Ablenkung. Viele Menschen schweifen in ihren Gedanken trotz der Konzentration auf das Atmen ab. Hier bietet es sich an, dem Gehirn noch eine Portion Arbeit zu geben, damit es gar nicht erst in Versuchung kommt, zu denken. Das gelingt gut mit einer Grifftechnik. Indem wir die Konzentration auf das ruhige Ein- und Ausatmen mit der Konzentration auf unsere Finger kombinieren, gelingt es uns, das Gehirn am Denken zu hindern. Und das funktioniert so:

Konzentriere Dich zunächst ganz klassisch auf das ruhige Ein- und Ausatmen – ohne Sekundenzählen oder Sonstiges. Nun umschließt Du eine Hand mit der anderen. Dabei gibt es keine bestimmten Vorgaben. Am besten funktioniert in der Regel, wenn die vier Finger der rechten Hand den Daumen der linken umschließen und die linke Hand dann auf die rechte gelegt wird. Es sind jedoch auch andere Grifftechniken möglich. Nur das Falten der Hände ist eher nicht so geeignet.

Hast Du das gemacht, kombinierst Du das Ein- und Ausatmen mit dem Drücken und Loslassen der Daumen. Probiere es einmal aus!

Therapiedecken

Therapiedecken, auch Gewichtsdecken genannt, sind zunächst nichts Anderes als gewöhnliche Decken auch, nur erheblich schwerer. Durch diese Schwere, die im ersten Moment etwas ungewöhnlich und neu wirken kann, wird ein Gefühl der Entspannung erzeugt. Damit soll das schöne Gefühl einer Umarmung nachempfunden werden und Du Dich damit wohlfühlen. Der Druck der Decke wirkt auf Deine Muskeln, Sehnen und Gelenke. Diese entspannen sich dadurch und Du kommst sowohl körperlich als auch innerlich zur Ruhe. Insgesamt wirkt das Gewicht auf Deine Rezeptoren und Sinne, die Wahrnehmung Deines Körpers wird damit gestärkt. Hilfreich ist das vor allem dann, wenn Du abends oft angespannt bist, gestresst und nicht abschalten kannst.

Jetzt habe ich die ganze Zeit schon vom Gewicht geschrieben. Wie schwer sind die Decken denn nun? Das beschriebene Gefühl der Entspannung tritt erst bei einem bestimmten Gewicht ein. Ist die Decke zu leicht, fühlt sie sich nicht wie eine Umarmung an, sondern wie eine gewöhnliche Decke – nur etwas schwerer. Das richtige Gewicht ist also entscheidend, wenn die Therapiedecke auch wirken soll. Als Faustregel gilt:

Das Gewicht der Decke sollte 10 % Deines Körpergewichts ausmachen. Gewöhnliche Therapiedecken sind daher zwischen 6 und 12 kg schwer.

Ist eine Therapiedecke für jeden etwas? Grundsätzlich kann natürlich jeder eine solche Decke einmal ausprobieren. Die oben beschriebene Wirkung sowie bisherige Studien legen vor allem drei Anwendungsgebiete und Personengruppen nahe.

1. Als Einschlafhilfe | Personen mit Einschlafproblemen

Die Decke ahmt körperliche Nähe nach, eine Umarmung. In diesen Situationen fühlen wir uns gut und geborgen – gute Voraussetzung für schnelles Einschlafen. Aus eigener Erfahrung mit einer solchen

Decke kann ich noch hinzufügen, dass die Gewichtsdecke auch deshalb beim Einschlafen helfen kann, weil man sich gar nicht mehr so aktiv bewegen und von links nach rechts drehen kann. Schließlich lagen plötzlich einige Kilo auf mir. Das war ungewohnt und mit den Beinen spielen oder wie üblich noch einige Male drehen, war nicht mehr drin. Die Decke „zwang" mich, ruhig liegen zu bleiben – ohne bedrückend zu wirken.

2. Stress | Personen mit Angststörungen

Gewichtsdecken beruhigen. Dieser Nutzen ist nicht auf das Schlafen und das Bett beschränkt. Sinnvoll und hilfreich ist die Decke auch als Couchdecke nach einem stressigen Tag. Ab unter die Decke, ein Buch lesen, entspannen und zur Ruhe kommen. Im Bett kann dann eine „normale" Decke verwendet werden. Die Therapiedecke davor sorgt dann dafür, dass Du in einem entspannten Zustand ins Bett hüpfen kannst.

Auch wer unter Angststörungen leidet, kann von einer schweren Decke profitieren. Der durch die Decke erzeugte Druck gibt ein Gefühl der Geborgenheit.

3. ADHS | Autismus

Der Begriff Therapiedecke kommt, wie bereits erwähnt, nicht von ungefähr. Die schweren Decken haben ihren Ursprung in der Therapie von Kindern mit ADHS, Autismus und anderen Erkrankungen, die Überempfindlichkeit, erhöhten Bewegungsdrang, Wahrnehmungsstörungen oder Ängste erzeugen.

Zusammengefasst ist eine Therapiedecke immer dann sinnvoll, wenn Du zur Ruhe kommen möchtest, unerheblich, ob aus Krankheitsgründen, Stress,... . Dabei kann die Decke unterstützend wirken. Natürlich sollten dann auch möglichst viele weitere Faktoren und Reize von außen entspannend wirken. Unter einer Gewichtsdecke als Abendritual einen Horrorfilm schauen, wird vielleicht nicht so effektiv für Deinen Schlaf sein. Unruhe und

Hektik haben in der Umgebung von Therapiedecken daher wenig verloren.

Qualitativ gute Decken sind ab etwa 149,00 Euro zu haben. Preisunterschiede zeigen sich vor allem in der Herstellung. Günstigere Decken kommen meist aus Südostasien. Auch Unterschiede in der Qualität der Glasperlen in den Decken, die für das entsprechende Gewicht sorgen, tragen zu Preisunterschieden bei.

Ich (Fabian) habe für Schlafonaut selbst eine Gewichtsdecke für mehrere Wochen ausprobiert. Nachdem die erste Nacht noch etwas ungewohnt war, hatte ich in der Folge keine Probleme mehr, mit der schweren Decke einzuschlafen – im Gegenteil. Das wohlige Gefühl in der Theorie kann ich nur bestätigen. Die Decke hat sich sehr gut angefühlt, der Druck war sehr angenehm und ich kann sehr gut nachempfinden, warum viele Menschen dies auch so sehen. Ich falle zwar nicht unter die oben angesprochenen Personengruppen, da ich keine Einschlafprobleme habe. Dennoch kann ich ganz gut beurteilen, ob die Decke einen Effekt auf mich hatte. Meine Einschlafzeit habe ich nicht gemessen. Subjektiv bin ich so schnell eingeschlafen, wie immer. Nur diesmal ohne noch häufigeres Drehen.

Skeptisch? Im Kapitel Studien habe ich Dir einige wissenschaftliche Untersuchen dazu hingepackt. Die meisten Hersteller dieser Decken bieten auch eine 30-Tage-Testphase an. Wenn Du also glaubst, schon „alles ausprobiert" zu haben, ist eine Gewichtsdecke in jedem Fall einen Versuch wert. Du kannst dabei nur gewinnen.

Gut zu wissen: Personen mit Problemen mit dem Herzen oder den Atemwegen sollten die Decken aufgrund des Gewichts eher nicht verwenden.

Eine gesammelte Liste mit weiteren allgemeinen (Ein-) schlaftipps findest Du am Ende des Buches im Kapitel *Die besten Schlaftipps auf einen Blick.*

Mittagsschlaf, das lass sein - Power Nap ist Dein

Kurzen Schlafeinheiten, auch Power Naps genannt, werden viele positive Auswirkungen nachgesagt. In diesem Kapitel schauen wir uns das einmal genauer an.

Dauer

Wie lange dauert ein Power Nap? Je nach Quelle wirst Du oft Empfehlungen zwischen 20 und 60 Minuten hören. Das liegt an den zu Beginn des Buches erwähnten Schlafphasen. Wir möchten mit einem Power Nap nicht zu viel Schlafdruck abbauen, uns aber anschließend trotzdem erholt fühlen und neue Energie tanken.

Daher solltest Du vermeiden, in einer Tiefschlafphase wieder aufzuwachen. Anderenfalls fühlst Du Dich nach dem Power Nap mehr gerädert als erholt. 20 Minuten als Richtwert sind vollkommen okay und führen unserer Erfahrung nach stets zu einem erholten Aufwachen. Ich setze mir immer ebenfalls einen Timer auf 20 Minuten und versuche dann, einzuschlafen. Je nach Einschlafzeit dauert mein Power Nap damit maximal 20 Minuten.

Anleitung

Eine Anleitung zum Schlafen? Ja, beim Power Nap gibt es ein, zwei kleine Regeln zu beachten.

Die erste hast Du eben bereits kennengelernt: Nicht zu lange nappen. Regel Nr. 2 dreht sich um den Zeitpunkt für das Nickerchen. Schlafforscher empfehlen, erst 6 bis 8 Stunden nach dem Aufstehen einen Power Nap einzulegen. Auch, wenn Du Dich bereits morgens so mies fühlst, dass Du gleich noch eine Runde schlafen möchtest: Verschiebe den Nap auf den Mittag. Ideal ist dafür unser klassisches Mittagstief.

Wie in Kapitel *Schlaf und Ernährung* bereits kennengelernt, liegt der Grund darin oft in falschem Essen. Doch auch das richtige Essen verhindert ein kleines Tief im Laufe des Tages nicht. Das liegt an unserer inneren Uhr und unseren Hormonen, vor allem Cortisol. Der Körper läuft nicht den ganzen Tag auf Hochtouren, das ist ganz normal – auch wenn Du dank dieses Buches ein Gutschläfer wirst.

In der Regel haben wir Menschen etwa 6 bis 8 Stunden nach dem Aufstehen ein kleines Tief. Das muss ab sofort nicht immer mit einem Kaffee kompensiert werden, ein Power Nap zu diesem Zeitpunkt ist super. Während des Mittagstiefs bist Du ohnehin weniger produktiv und müde. Warum also irgendwie über den Tag retten, wenn Du mit einem Power Nap Energie tanken kannst?

Wichtig: Nicht nach 16 Uhr schlummern! Mit dem Power Nap nimmst Du dem Körper Schlafdruck, den er bis zu diesem Zeitpunkt aufgebaut hat. Powernappst Du nun relativ nah zu Deiner Einschlafzeit am Abend, kann es sein, dass Du bis zum Abend zu wenig neuen Schlafdruck aufbaust und dann Probleme beim Einschlafen hast. Das wollen wir nicht.

Ein Power Nap ist auch dann eine gute Wahl, wenn Du in der Nacht einmal nicht auf Deine optimale Schlafdauer gekommen bist und Dich nicht erholt fühlst.

Wo kannst Du powernappen?

Der Ort ist egal. Viele Menschen können quasi überall schlafen. Für einen Power Nap ist der Bus oder der Zug nicht der beste Ort.

Generell genügt jedoch einfach ein ruhiges Plätzchen, an dem Du für die Zeit des Schlafens ungestört bist. Im besten Fall ist es ein gemütlicher Sessel oder sogar ein spezieller Raum für Power Napper. Tatsächlich gibt es solche Räume an einigen Universitäten in den USA. Auch hierzulande haben einige Unternehmen bereits die Bedeutung von Schlaf und Entspannung für die Produktivität ihrer Mitarbeiter erkannt und sogenannte Ruheräume eingerichtet, in denen es sich erholsam schlafen lässt.

Kommst Du nicht in den Genuss eines eigenes Raumes, musst Du mit einem Platz zum Beispiel in der Cafeteria oder im Büro Vorlieb nehmen. Es soll jedoch auch Menschen geben, die für einen Power Nap die Toilette aufsuchen. Beim Einschlafen können hier Kopfhörer helfen, aber auch Binaurale Beats – mehr dazu am Ende des Buches im Lexikon.

Positive Auswirkungen

Auch wenn der Schlaf mit etwa 20 Minuten im Vergleich zu einem regulären Schlaf über Nacht verhältnismäßig kurz ist, so hat er doch viele positive Auswirkungen auf unseren Körper.

Aufgrund der kurzen Schlafdauer verfallen wir nicht in einen langen Tiefschlaf oder REM-Schlaf. Stattdessen befinden wir uns fast ausschließlich in der Leichtschlafphase. Diese hat viele positive Effekte (siehe *Schlaf und Lernen*). Ein Nap nach dem Training kann daher die Effektivität des Trainings verbessern.

Nicht nur das Gehirn nutzt den kurzen Nap, auch die Muskeln und der Körper generell erholen sich. Wir fühlen uns nach einem Power Nap erholt und können damit das Mittagstief etwas austricksen. Wir werden wacher: Im Laufe des Tages hat Adenosin an immer mehr Rezeptoren in unserem Gehirn angedockt und macht uns so immer müder. Wenn Du schläfst, macht sich das Adenosin wieder vom Acker. Nach dem Power Nap fühlst Du Dich wacher, Du hast einen kleinen Energieschub bekommen.

Der Mittagsschlaf 2.0

Der Mittagsschlaf 2.0 ist eine Erweiterung des „normalen" Power Naps um wissenschaftliche Erkenntnisse des Koffeins. Nach einer Tasse Kaffee fühlen wir uns wacher. Schuld ist das enthaltene Koffein, das nach etwa 20 Minuten seine Wirkung entfaltet.

Nehmen wir nun Koffein vor einem Power Nap zu uns und wachen nach etwa 20 Minuten wieder auf, dann müssten wir uns doch doppelt so gut fühlen, oder? Genau, das dachten sich auch einige Forscher und haben untersucht, ob ein Mittagsschlaf mit Koffein effektiver ist als ohne. Das Ergebnis war positiv.

Wie kannst Du diese Erkenntnisse für Dich nutzen?

Fühlst Du Dich das nächste Mal am Tag extrem müde, dann erinnere Dich an dieses Kapitel und schlafe.

Merke:

Ein Power Nap hat zwar viele positive Effekte, kann einen ausreichenden Schlaf in der Nacht jedoch keinesfalls ersetzen. Hast Du täglich das Bedürfnis nach einem Power Nap, solltest Du lieber der Ursache auf den Grund gehen anstatt täglich zu nappen.

Nahrungsergänzungsmittel und Co. – Dem Schlaf auf die Sprünge helfen?

Einfach etwas schlucken und dann ist das Problem gelöst. Auch in Sachen Schlaf sind viele Menschen – leider – zunächst daran interessiert, ob es eine erste Hilfe gibt, die sie einnehmen können. Das muss nicht immer schlimm sein, wir stellen Dir im Folgenden Hilfen vor, die wir für sinnvoll erachten und bei Schlafproblemen helfen, ohne in den natürlichen Schlafrhythmus einzugreifen.

Dennoch sehen wir es natürlich lieber, wenn Schlafprobleme an der Wurzel gepackt werden und man die Ursache bekämpft. Dies ist nicht immer möglich, manchmal ist eine Art Soforthilfe nötig. Mehr dazu, auf den folgenden Seiten.

Hausmittel und natürliche Schlafmittel

Hausmittel und natürliche, pflanzliche Schlafhilfen sind meist die erste Anlaufstelle, wenn es mit dem (Ein-) Schlafen einmal nicht so klappt wie gewünscht. Vom klassischen Tee über Kapseln und Tabletten bis hin zu Pulver, gibt es auch hier in Drogerien und Online-Shops eine große Bandbreite.

Die Wirkung der pflanzlichen Präparate beruht meist auf einer oder mehreren Arzneipflanzen, die sich auch in Studien als einschlaffördernd erwiesen haben. Hauptbestandteil ist klassischerweise Baldrian. Diese Pflanze ist im Bereich des Schlafens am besten erforscht und wirkt bei sehr vielen Menschen. Weitere Arzneipflanzen sind Lavendel, Passionsblume, Johanniskraut, Zitronenmelisse und Hopfen.

Die meisten pflanzlichen Präparate enthalten Kombinationen der aufgezählten Heilpflanzen, um die Wirkung zu verstärken.

Pflanzliche Schlafmittel haben viele Vorteile. Sie sind günstig, sehr einfach erhältlich, machen nicht abhängig und greifen nicht in den natürlichen Schlaf-Rhythmus ein.

In ihrer Wirkung sind Arzneipflanzen jedoch oft nicht so schnell wie Medikamente und Nahrungsergänzungsmittel, denen wir uns gleich noch widmen werden. Ein Baldrian- oder Lavendeltee am Abend wirkt meist nicht sofort. Unser Körper mag, wie so oft, auch in diesem Fall Regelmäßigkeit. Schlafforscher empfehlen, pflanzlichen Mitteln daher eine Zeit von zwei bis vier Wochen zu geben. Erst dann sei ein aussagekräftiges Urteil möglich, ob sie beim Schlafen helfen.

Aus eigener Erfahrung kann ich Dir sagen: Produkte mit Baldrian wirken zumindest bei mir noch am gleichen Abend. Die beruhigende Wirkung trat stets ein. Ob und wie das dann beim Einschlafen hilft, ist wieder eine individuelle Frage. Vor allem vor dem Grübeln schützt es freilich nicht.

Weitere Hausmittel sind etwa Kräuterkissen oder das Arbeiten mit wohltuenden Gerüchen und Kissensprays. Kräuterkissen vertrauen auf der Heilkraft einer der bereits erwähnten Arzneipflanzen. Dabei wird ein Kissen mit entsprechenden Blüten oder Wurzeln gefüllt und mit ins Bett gelegt, in der Regel neben Dein „Hauptkopfkissen".

Ein Kissenspray kannst Du mit einem wohltuenden Duft einfach und kostengünstig kaufen. Den meisten Menschen gefällt dabei der Geruch Lavendel. Statt eines speziellen Kissensprays funktioniert das Ganze jedoch auch mit jedem herkömmlichen, ätherischen Öl. Ein paar Tropfen auf das Kissen träufeln und dem schnellen Einschlafen steht nichts mehr im Wege.

Zirbe

Ein spannendes „Produkt" der Natur möchte ich Dir unbedingt noch vorstellen: Die Zirbe.

Dabei handelt es sich um eine Baumart, die vor allem in den Alpen und Gebirgen im Osten und Südosten Europas wächst und auch unter dem Namen Zirbelkiefer oder Echte Zirbe bekannt ist.

Für Produkte aus der Zirbe gelten das Zillertal und Ötztal in Österreich als beliebte und weltweit bekannte Anlaufstelle.

Was hat das mit dem Thema Schlaf zu tun? Nun, der Zirbe wird vor allem eine stressreduzierende und beruhigende Wirkung nachgesagt, weil sie auf unseren Vagus-Nerv einwirkt. Das ist unser Erholungsnerv.

Aus der Zirbe werden daher Duftöle hergestellt, Möbel fürs Schlafzimmer produziert und die Späne in Kissen verarbeitet. Ein solches Kissen habe ich persönlich auch selbst im Bett liegen.

Die positiven Wirkungen der Zirbe für den Schlaf liest und hört man vor allem in Erfahrungsberichten, es gibt aber auch einige Studien dazu. Es gab schon immer Meinungen in der Bevölkerung, die in den entsprechenden Waldgebieten gewohnt haben „mit der Zirbe schläft man besser", aber das war ungefähr so, wie heute: *„Ich schlafe besser, wenn mein Handy im Flugmodus ist."* Auch dafür gibt es mehr Erfahrungsberichte als Studien. Für die Zirbe hat man dann aber doch Studien angefertigt. Schließlich könnte man das Holz und die Produkte mit der Zirbe ja auch viel besser vermarkten, wenn der gefühlte Effekt auch wissenschaftlich belegt ist. Und das war dann auch der Fall.

In einer in Österreich durchgeführten Studie mit einem Zirbenholzbett und einem gewöhnlichen Spanplattenbett (das aber wie ein Zirbenholzbett aussah), schliefen Versuchsteilnehmer einige Nächte. Dabei wurde ihr Herzschlag gemessen. Im Durchschnitt hatten die Teilnehmer im Zirbenholzbett 3.490 Herzschläge weniger. Klingt großartig, warum haben wir nicht alle ein Zirbenholzbett?

Jetzt kommt das große Aber! Die Studie hatte erstens nur 15 Teilnehmer. Da kann man ja noch drüber wegsehen, okay. Aber die Studie ist meines Wissens in keiner Fachzeitschrift veröffentlicht worden. Das ist schon erstaunlich, schließlich wird sie immer wieder angeführt, wenn Zirbenprodukte verkauft werden. Es gibt daher viele Forscher, die die vermeintlich positiven Effekte auf unseren Herzschlag kritisch sehen. Weitere Studien, die diesen Effekt der Zirbe bestätigen, sind mir leider nicht bekannt.

Fazit:

Die Zirbe ist ein spannendes Produkt im Bereich der Schlafverbesserung. Es gibt wissenschaftliche Hinweise und vor allem sehr viele positive Erfahrungsberichte dazu. Aber wie immer im Schlaf gilt wohl auch hier: Das ist sehr individuell. Gerade wenn Du mit günstigen Einstiegsprodukten wie Zirbenöl oder Zirbenkissen arbeitest, solltest Du auch den Geruch mögen. Ich möchte mein Zirbenkissen jedenfalls nicht mehr missen, auch wenn ich keine belegbaren Effekte damit erzielt habe. Aber ich empfinde den Geruch als angenehm und schlafe gerne daneben ein. Das ist doch letztlich das, was zählt, oder?

Interessant:

Was ist denn mit dem wohl bekanntesten Hausmittel: Warme Milch mit Honig? Das erfährst Du im Kapitel *Schlafmythen*.

Kapseln, Pulver und Co.

Nahrungsergänzungsmittel sind aus unserer Gesellschaft nicht mehr wegzudenken. Millionen Menschen konsumieren sie täglich. Oft zur Selbstoptimierung oder weil bestimmte Vitamine, Minerale und Spurenelemente nicht in ausreichender Menge über die Ernährung aufgenommen werden. Gerade Sportler haben bei einigen Nährstoffen einen größeren Bedarf und decken diesen über Nahrungsergänzungsmittel ab.

Wir bei Schlafonaut sind dem Thema Supplemente bzw. Nahrungsergänzungsmittel intensiv auf den Grund gegangen. Verschiedene Produkte haben den Weg in unseren Körper gefunden, wir haben Veränderungen und die Wirkungsweise der Inhaltsstoffe gespürt und studienbasiert recherchiert.

Unser Fazit in kurz:

Gut schlafen geht auch ohne Nahrungsergänzungsmittel. Leidet das Einschlafen oder die Schlafqualität jedoch aufgrund nicht oder nur schwer veränderbarer Lebensumstände, können solche Hilfen in gewissen Phasen sinnvoll sein. Dabei solltest Du dich zuvor jedoch sehr gut informieren und stets auf die natürlichste Variante setzen.

Die folgenden Ausführungen stellen ausdrücklich keine medizinischen Ratschläge dar!

L-Tryptophan

Dass L-Tryptophan für den Schlaf sehr wichtig ist, das weißt Du bereits. Da wir diese essentielle Aminosäure über die Nahrung aufnehmen müssen, kann es hier durchaus schon einmal zu einem Mangel im Körper kommen. Nicht nur deswegen hat sich die Wissenschaft schon vor langer Zeit mit der Frage beschäftigt, ob und wie sich der Schlaf und das Einschlafen verbessert, wenn dem Körper zusätzliches L-Tryptophan zugeführt wird.

Dabei hat sich gezeigt, dass bereits ab 250 mg L-Tryptophan vor dem Schlafengehen eine Verbesserung der Einschlafzeit und der Schlafqualität erzielt werden konnte. Auch bei größeren Mengen (bis zu 3 Gramm) bestätigte sich dies. Gängige Produkte enthalten meist 500 mg L-Tryptophan.

Da keine Nebenwirkungen, Gewöhnungseffekte, Resistenzen oder Dergleichen auftraten und Du diese zusätzliche L-Tryptophan theoretisch auch über die Nahrung hättest aufnehmen können, wird die Einnahme am Abend als in Ordnung angesehen. Wenn es Dir beim Einschlafen hilft, spricht aus wissenschaftlicher und gesundheitlicher Sicht nichts dagegen. Entsprechende Präparate sind problemlos online, aber auch in Drogerien erhältlich.

Melatonin

Melatonin ist als Nahrungsergänzungsmittel jahrelang in Deutschland sehr kritisch gesehen worden. Es war regulär quasi gar nicht erhältlich, wurde jedoch in der medizinischen Behandlung von Schlafproblemen eingesetzt. In anderen europäischen Ländern oder den USA war und ist Melatonin schon seit vielen Jahren ganz normal erhältlich und sogar in Lebensmitteln wie Schokolade als Zusatzstoff enthalten.

Die Situation in Deutschland hat sich jedoch seit ein bis zwei Jahren geändert. Es gibt einige Produkte, auch deutscher Hersteller, völlig legal zu kaufen. Auch in Drogerien sind melatoninhaltige Tabletten und Kapseln erhältlich. Die Verfügbarkeit ist also kein Problem mehr. Aber wie schaut es mit der Wirkung und der Notwendigkeit aus?

Melatonin gilt als einer der am besten erforschten Wirkstoffe zur Behandlung von Einschlafproblemen. Und in der Tat ist die Studienlage beachtlich. Die musst Du Dir jetzt nicht antun. Das haben die Hersteller schon getan und darauf aufbauend Produkte entwickelt. In Studien konnte Melatonin bereits bei einer Dosierung von 0,3 mg eine positive Wirkung erzielen. Aber auch andere Dosierungen von bis zu 10 mg Melatonin waren erfolgreich Gegenstand von Studien.

Hierzulande hat sich eine Dosierung von 1,0 mg pro Abend als Standarddosis für Nahrungsergänzungsmittel etabliert, die beim Einschlafen erfolgreich wirkt. Produkte in Drogerien enthalten oft „nur" 0,5 mg, sind auf Grundlage der Studienlage jedoch ebenso wirkungsvoll, da bei Melatonin der Grundsatz *„Viel hilft viel"* nicht richtig ist. Nimmst Du zu viel Melatonin, wirst Du morgens früher wach. Auch ein verstärktes Aufwachen in der Nacht ist als Nebenwirkung möglich. Ob die Dosis also die richtige ist, wirst Du daran ziemlich schnell merken. Aber ist Melatonin nun nötig?

Aus eigener Erfahrung kann ich Dir sagen: Melatonin hilft definitiv. Du wirst vor allem beim Einschlafen eine Veränderung bemerken. Nebenwirkungen sind, sofern Du es in der richtigen Dosierung und auch nur abends (!) einnimmst, nicht zu erwarten. Auch ein Gewöhnungseffekt tritt nach Meinung der Hersteller nicht auf, sodass selbst von einer Langzeiteinnahme nicht abgeraten wird.

Wenn Du auf der Suche nach entsprechenden Produktempfehlungen bist, schaue auch hier gerne auf www.schlafonaut.de vorbei.

Meine Meinung:

Sofern Dein körpereigener „Umwandlungsmechanismus" von L-Tryptophan über Serotonin zu Melatonin nicht gestört ist und Du Deinem Körper ausreichend L-Tryptophan über die Ernährung zur Verfügung stellst, er also optimale Voraussetzungen hat, ist zusätzliches Melatonin nicht nötig. Auch wenn Du aktuell bereits in weniger als 15 bis 20 Minuten einschläfst, also keine Einschlafprobleme hast, ist Melatonin meiner Ansicht nach nicht nötig. Bevor Du also zur Kapsel am Abend greifst, schaue lieber, ob Du die sensible Melatoninproduktion am Abend nicht störst, etwa durch blaues Licht, zu späten und anstrengenden Sport oder chronischen Stress.

Bedenke stets:

Melatonin ist ein Hormon und im Körper für viele wichtige Prozesse zuständig. Auch wenn die Studienlage positiv ist, hat die Wissenschaft das Zusammenspiel der Hormone in unserem Körper nicht vollständig entschlüsselt. In dieses Zusammenspiel greifst Du bei einer Supplementierung von Melatonin ein. Von einer langfristigen Einnahme ohne medizinischen Rücksprache, würde ich abraten. Erst recht, wenn sich Dein Körper noch im Wachstumsprozess befindet.

Aber: Es gibt durchaus Phasen, in denen Melatonin Sinn ergibt, einfach weil es sehr zuverlässig wirkt. Ob Du ein solches Produkt einnimmst, bleibt Deine persönliche Entscheidung.

GABA

Bei GABA handelt es sich um Gamma-Aminobuttersäure, eine Aminosäure und gleichzeitig ein Neurotransmitter, also in unserem zentralen Nervensystem aktiv. GABA hat in unserem Nervensystem vor allem die Aufgabe, für Beruhigung zu sorgen. Sie sorgt dafür, dass wir uns entspannen und Entspannung ist eines der wichtigsten Voraussetzungen für schnelles Einschlafen. Schlafmittel, Schlaftabletten setzen daher auch an GABA-Rezeptoren an. Vereinfacht gesagt: Ohne GABA kein Schlaf. Wieso hat GABA eine beruhigende Wirkung?

Dazu musst Du wissen, wie unser Gehirn funktioniert: All die Reize, die in unserem Nervensystem ankommen, werden über sogenannte Synapsen zwischen den Nervenzellen ausgetauscht und an das Gehirn versendet. Da GABA ihre Aufgabe im zentralen Nervensystem hat, kann sie hier eingreifen.

Sie sorgt dafür, dass Informationen langsamer bei unserem Gehirn ankommen. Gedanken und Reize voller Angst und Stress werden gänzlich blockiert und nicht an das Gehirn weitergeleitet. Dadurch fühlen wir uns ausgeglichener und kommen zur Ruhe. Unser Gehirn hat weniger mit Reizen zu tun und kann entspannen.

Schlafprobleme sind oft Folge von innerer Unruhe, Angespanntheit, Stress und zu vielen Gedanken. Hier kann GABA durch ihre beruhigende Wirkung ansetzen, indem vor allem Stress- und Angstgedanken nicht mehr im Gehirn ankommen. Klingt alles super. Also ab in die nächste Tablette und schon ist eine weitere, natürliche Einschlafhilfe entwickelt, oder?

Genau das dachten sich auch viele Hersteller von Nahrungsergänzungsmitteln und daher findest Du online und offline ein breites Angebot an GABA-Produkten. Aber helfen diese wirklich?

Das ist unter GABA-Befürwortern und -Kritikern ein kontrovers diskutiertes Thema. Dabei ist folgendes Verständnis wichtig: Unser Körper produziert ganz normal eigenes GABA aus natürlichem Glutamat, das etwa in tierischen Produkten, Nüssen, Tomaten und grünen Bohnen enthalten ist. Damit GABA seine Wirkung entfalten kann, ist zudem das Glückshormon Serotonin nötig, das auch in der Entwicklung von Melatonin eine wichtige Rolle spielt. Studien haben gezeigt, dass wenig Serotonin eine negative Wirkung auf die GABA-Rezeptoren hat.

Merke: Serotonin ist sowohl für GABA als auch für Melatonin extrem wichtig.

Die Versuchung liegt nun Nahe, die Gamma- Aminobuttersäure einfach in Form von Nahrungsergänzungsmitteln zuzuführen. Das hat jedoch nur dann eine Wirkung, wenn die Aminosäure auch die Blut-Hirn-Schranke überwindet und im Gehirn ankommt, um beruhigend zu wirken. Und genau das ist der Punkt, um den sich gestritten wird. Die Einnahme von zusätzlichem GABA sei für den Schlaf wirkungslos und ein reiner Placebo-Effekt. Nichtsdestotrotz berichten zahlreiche Anwender auf Bewertungsportalen von positiven Effekten beim Einschlafen.

Auch einige Studien konnten z. B. positiven Einfluss von GABA auf unsere Gehirnwellen zeigen und für Entspannung sorgen. GABA scheint daher zu wirken, obwohl es eigentlich nicht möglich ist. Das liegt unter anderen auch daran, dass Messmethoden von GABA, ob es nach der oralen Einnahme wirklich die Blut-Hirn-Schranke überwunden hat, nicht 100 % genau sind. Ich habe dazu einmal einen schönen Vergleich gelesen: Wenn wir Fußspuren im Sand sehen, aber keinen Menschen weit und breit, so können wir uns trotzdem sicher sein, dass jemand da war. So ist es wohl auch bei GABA.

Und wenn es nur der Glaube an die Wirkung ist (dazu mehr auch im Kapitel über *Schlafmythen*), in der richtigen Dosierung sind bei GABA keine Nebenwirkungen bekannt. Wenn es Dir hilft, sprich nichts gegen eine Anwendung. Nötig ist ein Kauf von Nahrungsergänzungsmitteln mit GABA zum Einschlafen nicht.

Magnesium

Magnesium ist auf den ersten Blick nicht das klassische Schlaf-Supplement. Viele Menschen nehmen täglich zusätzliches Magnesium zu sich, vor allem Sportler schwören darauf. Auch bei Einschlafproblemen wird Magnesium oft als eine natürliche Hilfe genannt. Das hat vor allem zwei Gründe, die wir uns nun ansehen.

Zum einen ist Magnesium an der Entstehung von Melatonin beteiligt. Durch die Fähigkeit, an Serotoninrezeptoren anzudocken, hilft es, dass L-Tryptophan in Serotonin umgewandelt werden kann und schließlich Melatonin entsteht.

Zum anderen hilft es, dass wir bzw. unser Körper sich entspannen kann. Magnesium reguliert das Stresshormon Cortisol. Gerade, wenn wir einen stressigen Tag hatten oder am Abend noch anstrengenden Sport gemacht haben, braucht unser Körper am Abend etwas Zeit, um runterzukommen. Cortisol signalisiert unserem Körper Aktivität, Wachsamkeit, erhöht die Körpertemperatur und ist ein Gegenspieler von Melatonin. Dabei hat Magnesium in Studien gezeigt, dass es die negativen Auswirkungen von Cortisol in unserem Körper verringern kann. Auch die Einschlafzeiten der Studienteilnehmer verbesserten sich. Vor allem in Kombination mit (spätem) Sport kann daher Magnesium eine sehr sinnvolle Ergänzung für einen guten Schlaf sein. Die verwendete Dosierung betrug zwischen 250 und 500 mg Magnesium.

> **Tipp:**
>
> Achte hier darauf, dass du nicht unbedingt das günstigste Magnesiumoxid aus der nächsten Drogerie verwendest. Magnesiumcitrat und Magnesiumbisglycinat können vom Körper wohl besser aufgenommen und verwertet werden. In Studien hat sich jedoch auch Magnesiumoxid als positiv für den Schlaf bewährt. In der Regel sind Citrat und Bisglycinat jedoch auch verträglicher als Oxid und Carbonat.

CBD

Cannabinoide, Cannabidiol, oder auch CBD-Öl – diese Begriffe werden in letzter Zeit immer beliebter, wenn es darum geht, Schlafprobleme zu behandeln. Ich kam also nicht drumherum, diesem Thema hier einen Platz zu widmen. Schauen wir uns das einmal ausführlich an.

Was ist CBD?

Die Hanfpflanze (Cannabis) besteht aus vielen verschiedenen Wirkstoffen. Die Hauptinhaltsstoffe sind sogenannte Cannabinoide. Davon sind aktuell etwa 60 Stück bekannt. Einer dieser 60 Cannabinoide ist das Cannabidiol (CBD). Gemeinsam haben alle Cannabinoide, dass sie mit Rezeptoren in unserem Körper interagieren. Das geschieht vor allem mit Rezeptoren im Nervensystem.

Unterschied zu (illegalem) THC

CBD ist nicht gleich THC und CBD ist auch nicht illegal. THC ist zwar wie Cannabidiol (CBD) ein Cannabinoid, wirkt jedoch psychoaktiv, weil es auf die Ausschüttung des Glückshormons

Dopamin wirkt und ist daher als ein Rauschmittel zu sehen. Das ist CBD nicht!

CBD ist, zum Beispiel in Form von Öl, ganz legal in Deutschland zu kaufen. Es soll sich sehr positiv auf verschiedenste körperliche und psychische Probleme auswirken und damit auch bei Schlafproblemen helfen. Das schauen wir uns nun noch genauer an.

Wirkung

Cannabinoide allgemein, und damit auch Cannadidiol, besetzen in unserem Körper bestimmte Rezeptoren des zentralen Nervensystems. Erst dann können sie ihre Wirkung entfalten. Das alleine reicht für eine Wirkung in unserem Körper jedoch noch nicht aus. Erst durch das Zusammenwirken der verschiedenen Teilnehmer des Endogenen Cannabinoid Systems (ECS) entfaltet sich die vollständige Wirkung.

Das ECS besteht aus 3 Komponenten:

Rezeptoren
Hier unterscheidet die Wissenschaft zwischen den CB1- und den CB2-Rezeptoren.

Die CB1-Rezeptoren sitzen in unserem Körper vor allem im zentralen Nervensystem (ZNS), im peripheren Nervensystem (PNS).

Die CB2-Rezeptoren befinden sich überwiegend im Bereich des Lymph- und Immungewebes.

Endogene Liganden
Diese docken sich an die Rezeptoren an und bringen deren Wirkung auf die Zellen in Gang.

Ein Inaktivierungssystem
Das Inaktivierungssystem sorgt dafür, dass die Wirkung mit der Zeit nachlässt.

Mehr musst Du auch gar nicht wissen. Mir war nur wichtig, die grundlegende Wirkung einmal aufzuzeigen, damit Du auch weißt, was Du da Deinem Körper eventuell zuführst.

Anwendungsgebiet Schlaf

CBD wird eine heilende Wirkung für sehr viele körperliche Probleme nachgesagt. Wie kann das sein, das ein Wirkstoff bei so vielen Leiden Anwendung findet? Wie wir uns eben bereits angesehen haben, wirken die CB1-Rezeptoren im zentralen Nervensystem, also im Gehirn und Rückenmark. Dort findet die zentrale Reizverarbeitung unseres Körpers statt. Und wer hier etwas beeinflussen kann, hat direkten Einfluss auf unglaublich viele Körperfunktionen. Daher hat CBD so viele verschiedene Anwendungsgebiete.

Zudem ist CBD Bestandteil von immer mehr Studien. Aktuell arbeitet die Forschung intensiv daran, Cannabidiol und die weiteren Cannabinoide noch besser zu verstehen. Bis mit gesundheitsbezogenen Aussagen wie *„5 mg CBD lassen Dich besser einschlafen"* (Das ist nur ein Beispielsatz!!) geworben werden darf, wird es aber noch einige Zeit dauern.

Schauen wir uns nun die potenzielle Wirkung auf Deinen Schlaf an. Zum einen gibt es viele Studien, die CBD eine positive Wirkung bei Schmerzen nachsagen. Bist Du davon etwa beim Einschlafen geplagt, kann CBD eine Alternative zu Schmerzmitteln sein. Zudem wirkt CBD positiv auf Entzündungen im Körper. Vor allem Sportler, die abends noch intensive Trainingseinheiten absolvieren, profitieren von CBD, das von der Anti-Doping Agentur auch nicht als Doping eingestuft wird.

Daneben gibt es noch Studien und unzählige positive Erfahrungsberichte von CBD bei Angststörungen, die sehr häufig zu Schlafproblemen führen. Der Grund dahinter: CBD hat Einfluss darauf, wie sich in unserem Körper Emotionen bilden. Werden

CB1-Rezeptoren aktiviert, gelangen weniger negative Gedanken und Ängste in unsere Gedankenwelt. Das hilft beim Einschlafen.

CBD beeinflusst den Schlaf also nicht direkt, sondern nur indirekt. Passende Produkte findest Du problemlos online, eine Empfehlung, auch in der Dosierung, möchte und kann ich Dir an dieser Stelle nicht geben.

Fazit:

Cannabinoide, besonders Cannabidiol, weisen nach aktueller Studienlage viele positive Eigenschaften für unseren Körper auf. Das liegt daran, dass unser Körper über das ECS im zentralen Nervensystem so viele Cannabinoid-Rezeptoren hat. CBD ist daher ein sehr spannendes Nahrungsergänzungsmittel und definitiv einen Versuch wert. Im Bereich des Schlafes vor allem dann, wenn du Probleme mit dem Abschalten am Abend hast und das Gedankenkarussell Dich wach hält oder Du Sportler bist und Deine Regeneration im Schlaf verbessern möchtest. Für Schlafprobleme, die eine andere Ursache haben, ist die Studienlage noch etwas dünn als dass wir da ebenfalls eine Empfehlung aussprechen würden. Probieren kannst du es mit CBD natürlich trotzdem.

L-Glycin und L-Theanin

Beide Stoffe sind in letzter Zeit immer häufiger Bestandteil von Nahrungsergänzungsmitteln für den Schlaf. Sie werden nur selten einzeln genommen, sondern sind meist in Mischprodukten enthalten.

L-Glycin ist eine Aminosäure. In Studien hat die Einnahme von L-Glycin vor dem Schlafengehen die subjektive Schlafqualität (dazu später noch mehr) sowie die Einschlafzeit der Teilnehmer verbessert. Auch das allgemeine Energie- und Müdigkeitsempfinden am nächsten Tag wurde dadurch verbessert. Grund dafür ist insbesondere, dass L-Glycin in der Nacht die Regeneration verbessert. Es fördert die Ausschüttung des Wachstumshormons HGH und trägt damit zur (Muskel-) erholung im Tiefschlaf bei. Du findest die Aminosäure daher vor allem in Nahrungsergänzungsmitteln zur Regeneration und Schlafoptimierung. Um eine Wirkung zu erzielen, die auch in Studien nachgewiesen wurde, solltest Du auf einen Mindestgehalt von 2.500 mg (2,5 g) achten. Oft wird weniger verwendet, was daran liegt, dass noch andere, ähnliche Wirkstoffe enthalten sind. Das macht es auf den ersten Blick immer sehr schwierig, die Qualität eines Mischproduktes zu bewerten.

L-Theanin ist ebenfalls eine Aminosäure, die dafür bekannt ist, beim Stressabbau zu helfen und für Entspannung zu sorgen. Sie kommt ganz natürlich in schwarzem und grünem Tee vor. In Studien hat sich gezeigt, dass die Einnahme von L-Theanin den negativen Einfluss von Koffein auf den Schlaf erheblich reduzieren kann. Tierstudien weisen ebenfalls darauf hin, dass L-Theanin die natürliche GABA-Produktion anregt. Insgesamt ein sehr sinnvoller Inhaltsstoff in einem Nahrungsergänzungsmittel für den Schlaf, vor allem fürs Einschlafen. Einzeln eingenommen solltest Du Dir davon aber nicht allzu viel versprechen.

Mischprodukte

Die meisten erhältlichen Produkte, die einen besseren Schlaf versprechen, sind sogenannte Kombipräparate. Das heißt, sie enthalten viele verschiedene schlaffördernde Nährstoffe. So gibt es meist einen „Hauptwirkstoff", etwa Melatonin oder L-Tryptophan, weitere sinnvolle Ergänzungen wie Magnesium, Zink und

Pflanzenextrakte bewährter Arzneipflanzen, die Du eben bereits kennengelernt hats.

Meist wirken diese Produkte besser als ein Wirkstoff alleine. Das müsstest Du jedoch ausprobieren. Meine Erfahrungen mit solchen Produkten kannst Du auf www.schlafonaut.de nachlesen.

Adaptogene

Adaptogene kommen in unseren Coachings immer wieder vor. Auch auf unserem YouTube Kanal finden sich Videos dazu. Die meisten Menschen runzeln aber nur die Stirn, wenn sie das Wort hören. Grund genug, dem Thema ein eigenes Kapitel zu widmen. Schließlich sind Adaptogene ein effektives Mittel bei stressbedingten Schlafproblemen. Aber der Reihe nach.

Was sind Adaptogene?

Die freie Enzyklopädie Wikipedia beschreibt Adaptogene als *„alternativmedizinische Bezeichnung für biologisch aktive Pflanzenstoffe, die dem Organismus helfen sollen, sich erhöhten körperlichen und emotionalen Stresssituationen anzupassen"*. Das Wort Adaptogen stammt vom englischen „to adapt", sich anpassen, ab.

Wie wirken Adaptogene?

Sie sorgen in unserem Körper für ein Gleichgewicht. Bestimmte Hormone, vor allem das Stresshormon Cortisol, sollen also nicht Überhand nehmen. Kurzfristig ist das nichts Böses. Die Ausschüttung von Stresshormonen wie Cortisol, Adrenalin oder Noradrenalin, hilft unserem Körper mit belastenden und anstrengenden Situationen besser umzugehen und sie zu meistern. Gefährlich wird es nur, wenn diese Stresshormone dauerhaft in großer Anzahl vom Körper ausgeschüttet werden, Du Dich also ständig in Ausnahmesituationen befindest. In der Folge werden wichtige Regulationsprozesse in Deinem Körper gestört, Du bist anfälliger für Krankheiten, hast Probleme, Dir Dinge zu merken, usw. Dann solltest Du etwas dagegen tun und genau dann kommen Adaptogene ins Spiel. Sie helfen Deinem Körper, besser mit (externem) Stress umzugehen und ihn nicht negativ auf wichtige Körperfunktionen auswirken zu lassen. Adaptogene machen Dich im Ergebnis stressresistenter und widerstandsfähiger. Dein Körper kann besser mit Stress umgehen, was im Umkehrschluss aber nicht heißt, dass Du die externen Einflussfaktoren (private Probleme, zu viel Arbeit, etc.) nicht trotzdem angehen solltest.

Welche Adaptogene gibt es?

Bekannte Adaptogene sind vor allem Rosenwurz (Rhodiola Rosea), die Schlafbeere (Ashwagandha) und Ginseng. Daneben stecken viele sogenannter Vitalpilze voller Adaptogene. Diese lassen sich zwar auch extrahieren und in eine Kapsel packen, sind aber nicht überall erhältlich. Daher sind sie nicht ganz so bekannt und verbreitet. Beispielhaft möchte ich Dir trotzdem einige aufzählen:

- Mandelpilz
- Schmetterlingssporling
- Austernseitling
- Glänzender Lackporling
- Shiitake

Wundermittel ohne Nebenwirkungen?

In der Tat gibt es bei Adaptogenen kaum bekannte Nebenwirkungen, was nicht bedeutet, dass Du sie vielleicht doch nicht verträgst. „Nachteil" an Adaptogenen ist, dass sie eine gewisse Zeit brauchen, um zu wirken. Sie werden in der Regel über einen längeren Zeitraum eingenommen, damit sie effektiv gegen chronischen Stress wirken können.

Als Gegenpol sei hier Magnesium genannt, dass auch auf Cortisol, das Stresshormon, einwirken kann, aber sofort wirkt und daher vor spätem Sport zum Beispiel ein gutes Werkzeug ist, um trotzdem gut einschlafen zu können.

„Ich nutze bei Stress einfach Stimulanzien wie Koffein, Alkohol oder Nikotin – geht das nicht auch?"

Theoretisch. Viele Menschen nutzen einfach Stimulanzien oder Drogen, um mit Stress besser klarzukommen. Langfristig führt das aber nur zu mehr Stress, sie machen abhängig, verbessern nicht die Stressresistenz Deines Körpers und im Fall von Koffein, Alkohol und Nikotin auch zu Schlafproblemen und einem weniger erholsameren Schlaf. Adaptogene dagegen verbessern Deinen Schlaf, beugen Schlafproblemen vor, machen nicht abhängig und verbessern die Fähigkeit Deines Körpers, mit Stress umzugehen. Ich denke, die Sache ist klar, oder?

Tipp:

Schaue Dir unbedingt unsere YouTube Videos zu Rhodiola Rosea und Ashwagandha an.

Das Schlafzimmer

Das Schlafzimmer sollte kühl, dunkel, ruhig und voller guter Luft sein. Diese Standardtipps hast Du sicher schon einmal gehört. Aber warum ist das so, was steckt hinter den Tipps und wie sieht das dann konkret aus? Das klären wir in diesem Kapitel.

Die Temperatur

Kühl soll es also sein. Aber wie kühl und warum überhaupt?

Kühl bedeutet nach Meinung von Schlafforschern eine Zimmertemperatur von 14 bis 18 ° C. Das hört sich zunächst ganz schön kalt an, heizen wir andere Räume doch gerne auf über 20 ° C. Und auch mich zieht es in einem Raum oft zum Heizkörper: Erstmal kräftig aufdrehen, es kann nicht kuschelig genug sein. Nur im Schlafzimmer, da sollte das Bett das einzig Kuschelige sein. Der Grund ist denkbar einfach.

Der Körper reduziert beim Einschlafen, genauer gesagt, zum Einschlafen, seine Temperatur nach unten. Die Körpertemperatur sinkt um bis zu 1,5 ° C. Das liegt vor allem daran, dass unsere Muskeln in der Nacht weniger beansprucht werden und damit weniger Energie benötigt wird. Um unseren Körper bei diesem Prozess zu unterstützen, hilft eine kühlere Schlafumgebung als üblich.

Wenn Du jetzt denkst, dass Du dann sicher frierst: Nein, das passt schon. 14 bis 18 ° C sind für unseren Körper auf jeden Fall warm genug.

Erstens „spürst" Du die Temperatur nur beim Einschlafprozess, der hoffentlich sehr kurz ist. Du wirst nachts nicht aufwachen, weil im Zimmer eine Temperatur von 14 ° C herrscht.

Zweitens heißt die Empfehlung 14 **bis** 18 ° C. Es besteht eine Spanne von 4 ° C. Du musst also nicht gleich auf 14 ° C runter regulieren, 18 ° C sind schon okay. Und das ist doch noch ganz angenehm, oder?

Solltest Du dennoch das Gefühl haben, dass Du frierst, besonders an den Füßen: Socken sind vollkommen okay. Versuche jedoch nicht, die kühlere Temperatur mit extra dicker Schlafkleidung zu kompensieren. Dann ist die Temperaturregulierung sinnlos.

Also: Ein Thermometer ist schnell besorgt, sodass Du Deine Zimmertemperatur heute Abend schnell einmal kontrollieren und gegebenenfalls anpassen kannst. Zum Beispiel durch die Heizung oder einmal das Fenster auflassen in der Nacht.

Meine Erfahrung:

Als ich das erste Mal diesen Tipp gehört habe, dachte ich: So ein Unfug! Was können die 2 bis 3 ° C schon mit meinem Schlaf machen? Ich habe es trotzdem ausprobiert und die Heizung kurz vor dem Schlafengehen ausgeschaltet. Das ist jetzt einige Zeit her und ich mache es noch immer. Das nächtliche Aufwachen hat sich seitdem zu 90 % gelegt und ich fühle mich morgens erholter.

Dunkelheit und Licht

Licht mag unser Schlaf so gar nicht. Das haben wir uns in diesem Buch bereits bei den Themen Melatonin und blauem Licht angesehen. Deine Schlafumgebung ist nicht nur vor dem Einschlafen so dunkel wie möglich zu halten, sondern auch beim Einschlafen und in der Nacht. Jedes Entfernen von Lichtquellen in Deiner Schlafumgebung erhöht die Schlafqualität ungemein.

Der einfachere Weg wäre natürlich zunächst, eine Schlafmaske aufzusetzen. Für unseren Blog und YouTube Kanal habe ich mich dafür durch einige Modelle getestet und schließlich die perfekte

Schlafmaske für mich gefunden: Aus Baumwolle und mit einem leichten Lavendelduft! Aber natürlich gibt es auch andere gute Modelle auf dem Markt, die heutzutage so konzipiert sind, dass sie auch beim Schlafen auf der Seite nicht drücken.

Unterwegs im Flugzeug oder Zug, ist eine Schlafmaske eine tolle Erfindung, um das Einschlafen in der ungewohnten und hellen Umgebung zu erleichtern. Zu Hause jedoch möchte nicht jeder täglich darauf zurückgreifen und lieber etwas „freier" schlafen. Vielleicht möchtest auch Du es eher vermeiden, jede Nacht etwas im Gesicht zutragen.

Neben dem Wohlfühlfaktor gibt es noch einen weiteren Grund, statt der Schlafmaske lieber das Zimmer und nicht nur die Augen frei von Lichtquellen zu halten. Unser Körper ist in der Lage, jede noch so kleine Lichtquelle zu identifizieren und entsprechend darauf zu reagieren. Wie wir bereits gelernt haben, ist das Tageslicht schließlich ein sehr wichtiger Taktgeber unserer inneren Uhr und damit auch des Schlafes.

Ob wir das Licht zwingend mit dem Auge wahrnehmen müssen, damit es sich auf unseren Schlaf-Wach-Rhythmus und den Melatoninspiegel auswirkt, da ist sich die Forschung noch etwas uneins. Manche sagen ja. Andere Studienergebnisse jedoch zeigten, dass auch Licht, was uns zwar anstrahlt, wir aber nicht sehen, negativ für unseren Melatonin-Spiegel sein kann. Es ist daher immer besser, einfach jede Lichtquelle zu entfernen.

Wenn Du schon einmal mit zu vielen Gedanken im Kopf ins Bett gegangen bist (wer ist das nicht?), weißt Du sicher: Vor allem Probleme beim Einschlafen haben auch etwas damit zu tun: Unserem Kopf. Wenn wir wissen, dass da irgendwo noch ein kleines Lichtlein leuchtet oder die Straßenlaterne ins Zimmer scheint, kann das unterbewusst, aber auch bewusst, den Schlaf beeinflussen.

Es ist daher sehr wichtig, die Lichtquelle, sofern möglich, nicht einfach mit einer Schlafmaske zu verdecken, sondern wirklich zu entfernen. Das gilt für Licht von technischen Geräten gleichermaßen wie für Licht von draußen, z. B. der eben angesprochenen Straßenlaterne. Ok, das Licht der Straßenlaterne kannst Du nicht verdecken. Falls doch, sende mir gerne ein Video zu, wie Du es gemacht hast.

Lärm

Ok, das Zimmer ist abgedunkelt und es ist kalt. Aber was ist mit dem ganzen Lärm?

Du wohnst vielleicht an einer Straße, das Nachbarsbaby weint, ein Hausbewohner schnarcht so laut, die Musik des Mitbewohners dröhnt oder nebenan ist eine Diskothek. Es gibt viele Gründe, warum Dein Schlafzimmer nicht der Ort der Ruhe ist, der er sein sollte. Du regst Dich vielleicht darüber auf, stresst Dich und kommst in einen unentspannten Zustand – wer kann da schon einschlafen?

Was kannst Du dann tun? Ganz ehrlich: Auch ich habe da keine geheime Lösung für Dich parat. Die Fenster und Türen sollten in diesem Fall geschlossen sein, klar. Der Klassiker Ohropax kann helfen, ist aber nicht wirklich eine Dauerlösung und Du möchtest wahrscheinlich eher ungern jede Nacht etwas im Ohr tragen. Zwei Ideen habe ich noch, die Du vielleicht noch nicht kennst oder ausprobiert hast.

Weißes Rauschen

Weißes Rauschen haben wir uns schon im Kapitel über *Schlafen auf Reisen* kurz und im Rahmen des Unterkapitels *Am Abend entspannen* ausführlicher angesehen und wird eigentlich bei Babys als Einschlafhilfe eingesetzt, wirkt aber bei Menschen jeden Alters, da das Erfolgsprinzip dieser Technik dasselbe ist.

Wir können weißes Rauschen nicht nur nutzen, um zu entspannen und ein Gedankenkarussell zu verhindern, sondern auch um andere, störende Geräusche auszublenden. Dein Gehirn konzentriert sich auf Deinen gewählten Ton, den Du als beruhigend und nicht störend empfindest – Weißes Rauschen, Lagerfeuer, Knistern, etc. – und nimmt die störenden Geräusche wie Straßenlärm nicht mehr wahr. Die klassische Regel, dass man eigentlich bei Stille und Ruhe einschlafen soll, wird an dieser Stelle etwas gebrochen. Bei modernen Apps oder Geräten kannst Du aber die Laufzeit einstellen, sodass Dein Körper nicht die ganze Nacht die Geräusche wahrnehmen muss.

Schlaf-Kopfhörer

Schlaf-Kopfhörer, auch Sleep-Phones genannt, sind die Alternative zu Ohrstöpsel, können jedoch noch einiges mehr.

Diese Kopfhörer sind keine gewöhnlichen Kopfhörer, die sich in der Nacht gerne verknoten. Sleep-Phones sind in einer Art Stirnband integriert, das Du ganz entspannt um den Kopf trägst. Dabei ist der Stoff so dünn, dass dies von den meisten Menschen nicht als störend beim Einschlafen empfunden wird. Die Kopfhörer sind sehr flach und damit auch für Seitenschläfer geeignet. Insgesamt haben die Kopfhörer zwei für den Schlaf wertvolle Funktionen:

1. Sie ermöglichen das Einschlafen mit Deinem Lieblingspodcast oder Hörbuch, ohne dass Du die Kopfhörer wieder abnehmen musst oder sie sich nachts verknoten.

2. Sie schirmen Lärm von außen ab, ohne unbequeme Ohrstöpsel tragen zu müssen.

Für Schlafonaut habe ich eines dieser Modelle getestet. Zum Schlafen sind sie wunderbar geeignet und stören nicht. Die zweite Funktion, das Abschirmen von Außengeräuschen, konnte ich jedoch nicht bestätigen. Es sind „nur" Kopfhörer in einem

Stirnband. Durch die Musik oder das Hörbuch nimmt man andere Geräusche nicht so wahr, weil sie überdeckt werden. Das Stirnband ist jedoch nicht so dick, dass es Geräusche von außen wirklich abschirmt. Gängige Modelle kosten etwa 50 Euro.

Luft

Dein Schlafzimmer sollte eine gute Luftqualität und -feuchtigkeit aufweisen. Du kennst das sicher aus der Schule, der Uni oder auch von zu Hause: Wenn Räume eine gewisse Zeit nicht gelüftet oder stark geheizt werden: Die Luft ist miserabel. Dass das nicht gut für Deinen Schlaf sein kann, sollte klar sein.

Zwar wirst Du es nur kaum schaffen, die Luft so klar und rein zu bekommen wie draußen auf dem Land. Dennoch kannst Du einiges tun, um eine gute Luftfeuchtigkeit und Luftqualität in Deinem Schlafzimmer hinzubekommen. Ganz gleich, ob Du zu Hause wohnst, alleine oder in einer WG.

Eine gute Luftfeuchtigkeit im Schlafzimmer liegt nach Meinung von Schlafforschern bei etwa 50 %. Kalte Luft kann sehr trocken sein, vor allem im Winter. Um die Atemwege nicht unnötig zu reizen, solltest Du die Luft daher feucht halten.

Es ist nicht zwingend nötig, die Luftfeuchtigkeit mit einem Hygrometer zu bestimmen. Du musst Dir auch keinen teuren Raumbefeuchter anschaffen. Es genügt, ganz einfach nachts ein feuchtes Handtuch über die Heizung legen. Das reicht, um die Luft ausreichend zu befeuchten.

Luftqualität steigern

Ein feuchtes Handtuch sorgt nicht für eine saubere Luft. Dafür bedarf es anderer, ebenso einfacher und kostengünstiger

Methoden. Eine davon ist das klassische Stoßlüften, das Du hoffentlich ohnehin schon am Abend nutzt. 10 Minuten vor dem Zubettgehen die Fenster öffnen und z. B. während dem Zähneputzen gute Luft ins Zimmer lassen. Positiver Nebeneffekt: Neben frischer Luft, wird es in der Regel auch kühler im Raum – beste Voraussetzungen also zum Schlafen.

Maßnahme Nr. 2 sind Pflanzen. Ja, Pflanzen. Sie sind ein natürlicher Luftreiniger und sorgen damit für eine gute Luftqualität. All die Schadstoffe aus der Luft werden von den Pflanzen aufgezogen und verwendet, um selbst zu wachsen. Das Ganze ist so faszinierend, dass sich selbst die NASA schon damit befasst hat.

Wenn es Dir so wie mir geht und Du einfach keinen grünen Daumen hast, dann sind pflegeleichte Pflanzen eine tolle Sache. Sie müssen nicht täglich gegossen werden und helfen trotzdem. Dazu gehören zum Beispiel Efeu oder eine Bambuspalme. Auch die Aloe Vera oder der Bogenhanf machen sich hervorragend in Deinem Schlafzimmer, weil diese – anders als „normale" Pflanzen – auch in der Nacht Kohlenstoffdioxid in Sauerstoff umwandeln und die Luft damit verbessern.

Jede Pflanze – außer sehr geruchsintensive - ist besser als keine Pflanze. Es wäre zu schade, wenn Du Dir die positiven Effekte einer Zimmerpflanze entgehen lässt. Zudem holst Du Dir mit einer Pflanze etwas Natur nach Hause. Das kann für ein positives Gefühl sorgen und bei der Entspannung am Abend helfen. Pflanzen sind daher nicht nur im Schlaf-, Kinder- oder WG-Zimmer, sondern im ganzen Haus eine hervorragende Idee.

Zusammenfassung

In der perfekten Schlafoase herrscht eine Raumtemperatur von 14 bis 18 ° C und eine schöne grüne Pflanze steht auf dem Schreibtisch oder links in der Ecke. Eine halbe Stunde vor dem

Schlafengehen erfrischt Luft von draußen den Raum und ein feuchtes Handtuch liegt über der Heizung.

Zur Schlafenszeit ist das Zimmer stockdunkel. Du kannst Deine Hand vor Augen nicht mehr sehen. Selbst Stand-By Leuchten und Mehrfachsteckdosen erleuchten den Raum ab heute Nacht nicht mehr. Die Rollläden, Jalousien oder Vorhänge sind geschlossen. Sofern dies nicht zu 100 % möglich ist, bist Du offen, auch einmal eine Schlafmaske auszuprobieren. Das ist weder teuer noch uncool, sondern eine kluge Investition in Deinen Schlaf.

Hast Du nicht den Luxus, eine stille Schlafumgebung genießen zu dürfen oder Dein Umfeld hat die Bedeutung von Schlaf noch nicht erkannt und macht die Nacht zum Tag, weißt Du Dir ab heute zu helfen und probierst es einmal mit Schlaf-Kopfhörern oder weißem Rauschen.

Bettsystem

Es reicht oft nicht aus, nur an der Schlafumgebung etwas zu tun. Auch das Bett und alles, was dazu gehört, bietet Potenzial, den Schlaf zu stören oder zu verbessern.

Wichtig ist zu wissen: Es ist nicht nur das Bett, das auf den Schlaf einwirkt. Vielmehr ist das gesamte Bettsystem, auch Schlafsystem genannt, wichtig. Dazu gehören:

- Lattenrost
- Bettdecke
- Matratze
- Kopfkissen
- Bettgestell

In diesem Unterkapitel möchte ich Dir nur Basiswissen mit auf den Weg geben. Zum diesem Thema könnte man wahrscheinlich ein eigenes Buch verfassen. Ich möchte es simpel halten, Dir aber trotzdem aufzeigen, was wichtig ist und Du unbedingt wissen solltest.

Lattenrost

Der Lattenrost wird oft vernachlässigt. Um ehrlich zu sein, kenne ich niemanden, der sich ernsthaft Gedanken um den Lattenrost macht. Das wird einmal mehr oder weniger eingestellt, Matratze drauf und für immer vergessen, oder? Das muss aber gar nicht sein. Der Lattenrost hält zwar bis zu 15 Jahre, das heißt aber nicht, dass es in dieser Zeit nicht mehr angepackt werden sollte. Es hat auch einen Einfluss auf Deinen Liegekomfort und Deine Schlafqualität. Du kannst damit Deine Liegeposition anpassen und etwa am Kopf- oder Fußteil für eine Anhebung sorgen. Viele Menschen schwören darauf zum Beispiel, den Kopfteil um 5,5 ° anzuheben, damit der Kopf etwa 15 cm über den Füßen liegt. Wem das zu viel Neigung ist, kann auch mit 3 ° experimentieren. Vorteile dieser Neigung, so berichten viele Anwender, sind vor allem eine bessere Atmung und weniger schnarchen.

Zudem sorgt ein Lattenrost für die Federung Deiner Matratze. Mittlerweile lässt sich sogar diese individuell einstellen, etwa im Schulterbereich anders als im Becken und kann angepasst werden auf Deine Wirbelsäule und Schlafhaltung.

Prüfe unbedingt einmal, ob Dein Lattenrost noch in Ordnung ist. Das kannst Du ganz einfach mit einem Besenstil erledigen. Einmal drauflegen und schauen, ob die Latten den Stil berühren oder schon einige durchhängen.

Bettdecke

Schön kuschelig soll sie sein. Aber hat die Decke nicht noch viel wichtigere Aufgaben? Klar, sie wärmt uns und schützt vor Zugluft. Gleichzeitig soll sie in der Nacht auch dafür sorgen, dass unsere Körpertemperatur (die in der Nacht ja sinkt) ausgeglichen wird.

Diese Funktion kann die Bettdecke nur anständig erfüllen, wenn ihr Material auf Dich angepasst ist. Eine eher zum Frieren neigende Frau sollte eine andere Bettdecke haben als ein Mann, der eher zum Schwitzen neigt. Klingt logisch. Aber hast Du beim Kauf Deiner Bettdecke auf das Material und die Dicke geachtet sowie Deinen Körpertyp?

Matratze

Eine gute Matratze hält zwischen 8 und 10 Jahre, in denen Du ein Drittel Deiner Lebenszeit eben auf dieser Matratze verbringst. Grund genug, sich beim Matratzenkauf etwas Zeit zu lassen und nicht eine x-beliebige aus dem Möbelgeschäft zu kaufen, oder?

Ein übereilter Kauf, eine falsche, nicht auf Dich angepasste Matratze kann vor allem zu Rückenschmerzen führen. Auch wenn es nervig ist und niemand so richtig Lust hat, viele Stunden in einem Fachgeschäft für Matratzen zu verbringen, es lohnt sich. Nimm' Dir die Zeit, Deine Matratze auf Deine Schlafposition, Deinen Körper und eventuell bestehende Körperbeschwerden abzustimmen.

Kopfkissen

Oft befinden sich in den Betten unserer Coachees viel zu große oder gleich mehrere Kissen. Zwar gilt im Bett der Grundsatz: „Alles, was beim (Ein-)schlafen hilft, ist erlaubt". Aber eben nur, wenn es nicht schadet. Und das falsche Kissen kann vor allem zu Schulter- und Nackenschmerzen führen.

Generell hat ein Kissen im Bett eine Stützfunktion. Dein Körper und Deine Schulter sinken im Schlaf in der Matratze ein und müssen gestützt werden. Diese Aufgabe übernimmt das Kissen, indem es den Höhenunterschied zwischen Schulter und Kopf wieder ausgleicht.

Wichtig ist, dass auch Dein Kissen an Deine Schlafposition und vor allem Deine Körpermaße angepasst ist. Je breiter Deine Schultern, desto höher sollte zum Beispiel Dein Kissen sein. Die meisten

Menschen machen mit einem 40 x 80 cm großen Kissen erheblich bessere Erfahrungen als mit einem 80 x 80 cm Kissen, weil sie dann nicht mit der Schulter auf dem Kissen liegen. Schließlich ist es ein Kopfkissen, kein Schulterkissen. Ein guter Anhaltspunkt, an dem Du merkst, dass Du eventuell ein falsches Kissen hast: Du neigst dazu, es zu knautschen.

Bettgestell

Das Bettgestell dient ganz allgemein als Halterung für Deine Matratze und den Lattenrost. Das Aussehen und das Material ist vor allem Geschmackssache und beeinflusst zum Großteil Deinen Komfort und Deinen Wohlfühlfaktor im Schlafzimmer.

Je nach Material kann das Gestell aber auch chemische Gerüche in der Nacht abgeben oder Elektrosmog verstärken. Wenn Du weißt, dass Du darauf reagierst, solltest Du vor allem auf naturbelassene Materialen zurückgreifen. Wichtig ist, dass auch das Bettgestell Deiner individuellen Situation angepasst ist. Hast Du zum Beispiel Probleme beim Aufstehen sollte die Höhe des Gestells darauf Rücksicht nehmen. Ein Punkt, der vor allem im Alter an Bedeutung zunimmt.

Den Schlaf messen – Besser schlafen dank Smartphone und Co.?

Woher weißt Du, ob Du nun gut oder schlecht schläfst? Klar, das Gefühl am Morgen ist ein sehr guter Indikator. Im Zeitalter der Digitalisierung gibt es jedoch auch technische Hilfsmittel, die Dir bei Deiner Schlafanalyse helfen möchten.

Apps

Viele Apps aus den App-Stores möchten Dir beim Schlafen helfen. Die bekanntesten Apps sind Schlaftracker, die Deinen Schlaf aufzeichnen. Am nächsten Morgen bekommst Du dann grafisch dargestellt, wie ruhig oder unruhig Dein Schlaf war. Wie viele Tiefschlafphasen hast Du genießen dürfen, warst Du in der Nacht wach und wann bist Du eigentlich eingeschlafen? Sinnvolle Übersicht oder doch Spielerei?

Da scheiden sich die Geister. Die kostenlosen oder für einen geringen Eurobetrag zu erwerbenden Apps erhalten ihre Informationen aus den im Smartphone integrierten Bewegungssensoren und Mikrofon. Eine Verbindung zu Deinem Körper besteht nicht. Das Smartphone liegt lediglich in Reichweite Deines Bettes. Die Aufzeichnung Deiner Bewegung im Schlaf ist daher durchaus plausibel. So können die Apps erfassen, ob Du schläfst oder wach bist. Gerade weil wir uns am Morgen selbst häufig nicht oder nur ungenau an Aufwachphasen erinnern, ist diese Info schon viel Wert. Das sehen auch Schlafforscher so.

Die Angabe Deiner Schlafqualität und vor allem der Schlafphasen bewerten Schlafforscher als nicht aussagekräftig, da keine Verbindung zu Deinem Körper besteht und eine genaue Aufzeichnung nur mittels eines EEGs möglich ist, welches über

Elektroden Deine Gehirnströme misst. Im Schlaflabor sind zahlreiche Verkabelungen nötig und Messinstrumente an Dich angeschlossen. Das könne eine App alleine nicht ersetzen.

Darüber hinaus möchten die Apps Dich sanft wecken. Sie schauen sich Deine Bewegungen an und wecken Dich, wenn Du ruhig bist, Dich gegen Ende der Nacht also in einer Leichtschlafphase befindest. Damit soll vermieden werden, dass Du Dich beim Aufstehen trotz ausreichend Schlaf völlig gerädert fühlst, weil Du in einer „falschen" Schlafphase geweckt worden bist. Auch diese Funktion sehen Schlafforscher eher kritisch. Du kannst sie einmal ausprobieren, schaden tut es nicht. Eine zu empfehlende App ist *Sleep Cycle*.

Schlaftracker

Spezielle Schlaftracker, sogenannte Wearables, sollen da schon genauer sein. In Verbindung mit einer App auf Deinem Smartphone und einem Band um den Arm, stehen mehr Informationen zur Verfügung. Das Armband hat Zugriff auf Deine Bewegungen und Deinen Puls. Deine Hirnströme oder Muskelaktivitäten kann auch das Armband nicht messen. Schlafforscher halten diese Tracker nur hinsichtlich der Aufwachphasen für aussagekräftig. Die ermittelten Schlafphasen seien nicht mehr als gute Schätzungen.

Daneben gibt es auch Geräte, die etwa unter Deine Matratze gelegt werden und ebenfalls in Verbindung mit einer App detaillierte Aufzeichnungen Deines Schlafes anfertigen.

Meines Erachtens sind solche Geräte nicht zwingend nötig. Wenn Du jedoch der Meinung bist, dass Du nachts häufig aufwachst, kann Dir eine solche App genau das anzeigen. Auch hinsichtlich der Einschlafzeit sind die Apps meiner Erfahrung nach sehr genau. So weißt Du am Morgen, ob Du wirklich 1 Stunde zum Einschlafen gebraucht hast oder es doch nur 20 Minuten waren. Denn unser subjektives Empfinden ist da häufig sehr ungenau und pessimistisch.

Gemeinsam haben alle Methoden, dass sie nicht so genau sein können wie eine professionelle Analyse in einem Schlaflabor. Nur ein Schlaflabor kann exakt anhand der Gehirnwellen und weiterer Messinstrumente bestimmen, ob Dein Schlaf gestört ist oder nicht.

Wer sich einen Schlaftracker anschafft, hat es schon einmal so weit geschafft, dass er sich mit seinem Schlaf auseinandersetzt. Damit ist schon viel gewonnen und wird sicher dazu führen, dass es nicht nur bei der Anschaffung eines Analysegerätes bleibt, sondern auch weitere Schlaftipps, etwa aus diesem Buch, umgesetzt werden.

Objektive Schlafqualität

Beide bereits vorgestellten Möglichkeiten, Apps und Schlaftracker, haben das Ziel, den Schlaf messbar zu machen, eine sogenannte objektive Schlafqualität zu kreieren, anhand der Du am Morgen einfach ablesen kannst, ob Dein Schlaf gut war oder eher nicht. Ich möchte dazu noch ein paar mehr Worte verlieren, weil doch immer mehr Menschen sich in dieser Messbarkeit versuchen und auch immer mehr Techniken auf dem Markt sind, die jedermann den Einstieg in die spannende Welt kostengünstig ermöglichen.

Schauen wir uns zunächst einmal an, mit welchen Werten versucht wird, den Schlaf zu messen. Wie wir uns zu Beginn des Buches bereits angesehen haben, ist Schlaf ja doch ein sehr komplexer Vorgang, bei dem uns der Körper nicht DEN Wert ausgibt, anhand dessen wir guten oder schlechten Schlaf ausmachen können.

„Schlafmessgeräte" nutzen insbesondere folgende Werte, um eine objektive Schlafqualität zu ermitteln:

- Einschlafzeit
- Aufwachphasen in der Nacht
- Tiefschlafanteil
- Leichtschlafanteil
- REM-Schlafanteil
- Der Ablauf Deiner Schlafphasen
- Melatoninspiegel
- Herzratenvariabilität
- Bewegungen in der Nacht
- Geräusche (Schnarchen)

Vielleicht habe ich auch einen Wert vergessen, Du siehst in jedem Falle: Es gibt eine Vielzahl an Variablen, um Deinen Schlaf messbar zu machen. Dabei gibt es jedoch einiges zu beachten.

1. Wie messe ich es?

Für jeden Wert gibt es unterschiedliche Messinstrumente. Apps, Armbänder, Kopfbänder, Matten für unter die Matratze, einen Ring um den Finger (OURA-Ring), eine Verkabelung wie bei einem EEG im Schlaflabor oder Speichelproben (Melatoninspiegel).

2. Wie genau ist die Messung?

Oben im Kapitel bereits thematisiert, haben vor allem Apps in Sachen Genauigkeit noch so ihre Tücken. Auch andere Schlaftracker sind nicht frei von Fehlern. Aber Du möchtest natürlich, dass die Werte stimmen. Bei Produkten, die uns als Privatpersonen zur Verfügung stehen, hat sich folgender Grundsatz bewährt: Je näher das Messinstrument zu Deinem Körper, desto genauer. So sind Armbänder genauer als Apps. Gemeinsam haben alle Instrumente (außer das EEG), dass sie eine Schätzung durchführen. Sie können Deine Schlafphasen zum Beispiel nicht exakt erkennen, sondern berechnen eine Wahrscheinlichkeit, anhand von Atmung, Herzschlag, etc., dass Du zum Zeitpunkt X in Schlafphase Y bist. Vor allem bei den Schlafphasen verschätzen sich nahezu alle Messinstrumente. Das zeigen Vergleiche mit einem EEG in Schlaflaboren. Dessen solltest Du Dir immer bewusst sein, wenn Du auf Deine Werte am Morgen, zum Beispiel in der App am Smartphone schaust. Natürlich sei auch gesagt: Selbst, wenn Dein Messinstrument falsch oder ungenau misst, so tut es das ja immer. Du siehst dann also auf jeden Fall, ob eine Änderung einer Verhaltensweise, zum Beispiel im Rahmen der Schlafhygiene, zu einer Veränderung (positiv oder negativ) beim Schlaf geführt hat. Nur der genaue Wert, der ist mit Vorsicht zu genießen.

3. Wie und wo findest Du Referenzwerte?

Dein Messinstrument gibt Dir nun gewisse Werte aus, oft auch Score genannt. Aber wie bewertest Du diese? Was kannst Du damit anfangen, wenn Du nicht weißt, was „normal" ist? Was ist überhaupt normal? Schlaf ist etwas so Individuelles und Komplexes, das für Dich Optimale hängt unter anderem von Alter, Tagesverlauf und Gesundheitszustand ab. Ein für Dich optimaler Tiefschlafanteil kann für jemand anderen (Sportler etwa) zu wenig bedeuten. Ein geringer Tiefschlafanteil kann bei Dir (im hohen Alter – dazu mehr im Kapitel *Schlafprobleme im Alter*) vollkommen normal sein, bei jungen Menschen aber ein Grund zur Sorge und sollte genauer betrachtet werden. Ich denke, Du verstehst, woraus ich hinaus möchte.

Viele Hersteller arbeiten zwar damit, dass Alter, Gesundheitszustand, Verhaltensweisen am Tag, etc. abgefragt werden und berechnen in Relation zu vielen anderen Personen, die das Messinstrument auf der Welt nutzen, einen scheinbaren Referenzwert. Dennoch sind alle Werte mit Vorsicht zu genießen. Wenn Du Dich am Morgen gut fühlst, hast Du gut geschlafen. Ganz einfach. Die App sagt etwas Anderes? Mach' Dich nicht verrückt!

Fazit:

Den eigenen Schlaf zu messen ist eine coole Sache. Wir machen das selbst. Du solltest Dir davon allerdings nicht zu viel versprechen. Es löst keine Schlafprobleme, verbessert aber vor allem das Bewusstsein für den eigenen Schlaf und erinnert dich daran, dass Schlaf für Deine Gesundheit ein extrem relevantes Thema ist. Wir können es daher nur befürworten, wenn du Dir Schlaftracker einmal genauer anschaust.

Subjektive Schlafqualität

Wir von Schlafonaut messen in unseren Coachings den Schlaf daher subjektiv, mit unserem Gefühl am Morgen. Messinstrumente für die objektive Schlafqualität nutzen wir nur begleitend und unterstützend.

Die subjektive Schlafqualität wird auch in zahlreichen Studien eingesetzt, um zu ermitteln, ob etwa eine bestimme Pflanze oder eine Verhaltensweise zu einem besseren Schlaf führt.

Schlafqualität bezeichnet im Ergebnis, ob der Schlaf in der Nacht gut oder schlecht war. Und diese Bewertung ist eben etwas Subjektives und insbesondere durch unser Gefühl am Morgen gekennzeichnet. Fühlen wir uns nach dem Aufstehen noch wie gerädert und vom Auto überfahren, würden lieber noch 3 x die Snooze-Taste verwenden, würde jeder auf die Frage: *„Wie hast Du geschlafen, wie war Dein Schlaf?"* – *„Puh,...bescheiden..."* antworten. Dabei ist es egal, wie lange der Schlaf war. Und es ist uns dann auch egal, ob die App sagt, man habe gut geschlafen. Wenn ich mich am Morgen mies fühle, dann bewerte ich meinen Schlaf als schlecht.

Neben dem Gefühl am Morgen nutzen viele Menschen auch die Einschlafzeit für die Bewertung ihres Schlafes. Den meisten

Menschen ist das am wichtigsten: Schnell einschlafen. Ist das der Fall, bewerten sie ihren Schlaf zunächst einmal als gut.

Unser eigenes Empfinden ist immer noch der verlässlichste Wert, ob wir gut geschlafen haben. Technische Errungenschaften, die uns eine tiefergehende Analyse und Bewertung des Schlafes und damit eine Ermittlung der objektiven Schlafqualität ermöglichen, sind vor allem bei der ersten Behandlung von Schlafproblemen eher mit Vorsicht zu genießen. Bist Du eher jemand, der seinen Schlaf optimieren möchte, dann sind Schlaftracker schon eher sinnvoll, um neue Verhaltensweisen, Nahrungsergänzungsmittel und Co. und deren Auswirkungen auf den Schlaf messbar zu machen und sich nicht nur auf sein Gefühl zu verlassen.

Elektrosmog – schlechter schlafen dank Smartphone und Co.?

Elektrosmog und die Auswirkungen darauf auf den Schlaf sind ein sehr kontrovers diskutiertes Thema. Die einen sagen Panikmache, andere warnen und versuchen sich abzuschirmen. Sicher ist: Eine 100 %-ige Aussage, was Strahlung mit unserem Schlaf macht, gibt es nicht. Für Langzeitstudien sind die Technologien noch zu jung, wir alle sind Versuchskaninchen.

Was ist bekannt?

Definition

Als Elektrosmog wird alles bezeichnet, was elektromagnetische Wellen abgibt und sogenannte elektromagnetische Felder (EMF) erzeugt. Das ist etwa schon bei Stromleitungen der Fall. Stärkere EMF erzeugen allerdings schnurlose Telefone, Mikrowellen, der Mobilfunk, WLAN, Bluetooth, Rundfunk, Fernsehen und auch Fernbedienungen. Du siehst: Unzählige Strahlenquellen!

In den letzten Jahren hat die Belastung für unseren Körper immer mehr zugenommen. Selbst wer relativ wenig Medien konsumiert, kein Smartphone besitzt, etc. wird durch sein Umfeld der Strahlung ausgesetzt – gratis WLAN gibt es heutzutage fast überall, bald verfügbarem, leistungsstarken 5G-Mobilfunknetz wird man nicht entkommen.

Auswirkungen auf den Körper

Dass EMF eine Auswirkung auf unseren Körper haben, gilt als unbestritten. Zahlreiche Studien haben gezeigt, dass vor allem unsere Zellen darauf reagieren. Für sie ist die Strahlung Stress. Die Folgen dieses Stresses sind allerdings vollkommen unklar. Neben Zellschäden, werden verminderte Spermienqualität, Störungen des Immunsystems und Stoffwechselerkrankungen damit in Verbindung gebracht. Zudem gibt es Hinweise, dass EMF die Blut-Hirn-Schranke weitet und so mehr Stoffe in unser Gehirn gelangen, die dort nichts zu suchen haben.

Die Internationale Agentur für Krebsforschung (IRAC) stufte Handystrahlung 2011 als „möglicherweise krebserregend" ein, Stand heute gibt es jedoch weit über 20.000 wissenschaftliche Veröffentlichungen, die keine eindeutige Tendenz ergeben.

Auswirkungen auf den Schlaf

Die allgemeine Auswirkung von EMF für unseren Körper ist vor allem Stress. Unter Stress können wir nicht gut ein- und durchschlafen. Wie viel EMF nun nötig sind, um eine negative Wirkung für den Schlaf zu erzielen, das weiß man nicht. Einige Studien weisen zudem auf einen negativen Einfluss auf unsere Zirbeldrüse und die Melatoninproduktion hin. Wenn Du nach Lektüre des Buches weißt, wie wichtig Melatonin ist, sollte uns das zumindest etwas Sorge bereiten.

Es gibt auch Studien, die nur die Auswirkungen von EMF (insbesondere Mobilfunk) auf den Schlaf untersucht haben. Viele Studien haben keine Veränderungen des Schlafes ermitteln können, andere schon, aber keine genaue Richtung. Mal hat sich etwas an der Einschlafzeit getan, mal am REM-Schlaf, mal am Tiefschlaf. Selbst Studien mit Personen in unmittelbarer Nähe eines Mobilfunksendemasten konnten keinen eindeutigen Einfluss von EMF auf den Schlaf erkennen – was nicht heißt, dass es keinen gibt.

Eigene Erfahrung:

Ich schlafe besser durch, wenn ich das Smartphone im Flugmodus habe. Nur meine persönliche Erfahrung!

Was tun

Ein sorgsamer Umgang mit EMF ist zu empfehlen, unabhängig davon, wie stark der Einfluss auf den Schlaf nun ist. Das Smartphone im Flugmodus oder ausgeschaltet schützt nicht nur vor EMF, sondern auch vor Benachrichtigungen und Blauem Licht und trägt dazu bei, dass wir uns analogen, entspannten Tätigkeiten wie einem Buch oder einem Gesellschaftsspiel widmen.

WLAN Router können über Nacht ausgeschaltet werden, auch andere Geräte mit Bluetooth, WLAN und Co. kannst Du zumindest nachts ausschalten. Strahlung tagsüber und die der Nachbarn können wir nur kaum kontrollieren, daher sollten wir es zumindest nachts tun – schaden kann dies nicht!

Sinnvoll erscheint es zudem, auf natürliche Bettmaterialien ohne Metalle zu achten, um vorhandene Strahlungen nicht unnötig zu verstärken. Wer noch einen Schritt weiter gehen möchte, kann mit Erdungsmatten im Alltag oder Erdungsauflagen für das Bett seine Strahlenbelastung minimieren. Wir haben damit keine Erfahrung, es sei nur der Vollständigkeit halber erwähnt, dass es weitergehende Schutzmöglichkeiten gibt.

Mehr Informationen, vor allem zur Studienlage, findest Du auf www.emf-portal.org, wo Wissenschaftler der RWTH Aachen die aktuelle Studien- und Sicherheitslage zu EMF sehr gut dokumentieren.

Schlafen Frauen anders?

Gibt es eigentlich Unterschiede zwischen den Geschlechtern beim Schlafen? Interessante Frage, der wir in diesem Kapitel nachgehen.

Wichtigste Info zuerst: Ja, der Schlaf bei Frauen ist tatsächlich anders. Sie haben mehr Tiefschlaf als Männer. Auch die mit dem Alter typische Verringerung des Tiefschlafanteils findet bei Frauen langsamer statt.

Die schlechte Nachricht: Dennoch leiden mehr Frauen als Männer an Einschlaf- und Durchschlafproblemen. Der Anteil des Tiefschlafs hat damit nämlich in den seltensten Fällen etwas zu tun.

Warum ist das so?

Grund Nr. 1

Wie Du im Verlaufe des Buches schon gemerkt hast, ist Schlaf eine sehr hormonelle Angelegenheit. Frauen haben andere Hormone als Männer, so etwa das Hormon Progesteron. Das ist eine Art Entspannungshormon, das beim Eisprung der Frau eine Rolle spielt. Vor dem Eisprung und rund um die Monatsblutung der Frau ist der Schlaf in der Regel schlechter, weil nur wenig des Entspannungshormons im Körper ist.

Dieses Hormon ist auch ein Grund dafür, warum Frauen in den Wechseljahren schlechter schlafen. Denn dann produziert der Körper dieses Hormon nicht mehr.

Grund Nr. 2

Grübeln, Ängste und Sorgen sind der Hauptgrund, warum wir abends wach im Bett liegen. Frauen sind meist sensibler und machen sich mehr Gedanken als Männer, sie verdrängen eher.

Grund Nr. 3

Der Schlaf bei Frauen ist leichter, das begünstigt Aufwachen in der Nacht. Grund dafür soll vor allem in der Evolutionsbiologie liegen. Frauen werden leichter wach, weil sie sich um ihr Kind sorgen. So werden sie zwar nicht unbedingt durch Straßenlärm wach, wohl aber, wenn ihr Kind schreit. Dieser biologische Urinstinkt funktioniert nicht immer bzw. hält auch an, wenn die Kinder schon groß sind.

Hinzu kommen weitere Gründe, wie die Vereinbarkeit von Familie und Beruf, die oft dazu führt, dass Frauen weniger schlafen als Männer – obwohl gerade diese Doppelbelastung ein Grund ist, dass der Körper mehr Schlaf zur Erholung braucht.

Wie sieht's eigentlich mit dem Schnarchen aus?

Angeblich kommt das ja nur bei uns Männern vor…, stimmt nicht. Sobald Frauen in die Wechseljahre kommen und die weiblichen Geschlechtshormone weniger werden, holen sie hierbei auf und ab dann schnarchen Frauen und Männer Statistiken zufolge gleichermaßen.

Schlafprobleme im Alter

Je älter wir werden, desto wahrscheinlicher werden Schlafprobleme. Aber warum ist das so? Das klären wir in diesem Kapitel.

Grund Nr. 1

Schuld an Schlafproblemen im Alter ist vor allem unsere innere Uhr bzw. die Chronobiologie.

Je älter wir werden, desto weniger Melatonin produziert unser Körper. Das ist ganz normal und liegt unter anderem daran, dass die Zirbeldrüse als Hauptproduzent des Melatonins zunehmend verkalkt. Ein sehr gesunder Lebensstil kann diesen Prozess hinauszögern, aber nicht ganz verhindern.

Melatonin ist jedoch eine wichtige Komponente für einen funktionieren Schlaf-Wach-Rhythmus und vor allem für das Einschlafen von Bedeutung.

Grund Nr. 2

Hinzu kommt, dass sich viele alte Menschen nicht mehr so viel im Tageslicht aufhalten, wie noch mit Mitte 20 oder 30. Vor allem ältere Menschen, die in einem Heim wohnen müssen, aber auch alte Menschen, die noch zu Hause wohnen, bekommen bei eingeschränkter Mobilität weniger Tageslicht ab. Da Tageslicht jedoch ein wichtiger Taktgeber für unsere innere Uhr und damit unseren Schlaf-Wach-Rhythmus ist, wird auch dadurch der Schlaf schlechter. Tageslicht fördert die körpereigene Serotonin-Produktion und das in Tageslicht enthaltene Vitamin D ist ebenso wichtig, damit unser Körper aus L-Tryptophan Serotonin und schließlich Melatonin bilden kann. Du merkst schon: Tageslicht ist für einen guten Schlaf unglaublich wichtig!

Grund Nr. 3

Der Schlaf im Alter ist nicht mehr so tief ist. Dadurch sind ältere Menschen nachts öfter wach und halten einen Mittagsschlaf. Mit dem Alter nimmt der Anteil der Tiefschlafphasen ab und die meiste Zeit der Nacht wird nur noch in der Leichtschlafphase und im REM-Schlaf verbracht.

Der Schlaf wird insgesamt wieder fragmentierter, etwa wie zu Zeiten als Du noch ein Kind warst – nur nicht ganz so ausgeprägt. Es gilt daher als gewöhnlich, dass ältere Menschen zwei Schlafeinheiten haben ´. Eine in der Nacht und eine am Tag.

Grund Nr. 4

Mit dem Alter findet eine Verschiebung des Schlaftypen statt. Je älter wir werden, desto mehr werden wir wieder zu Lerchen, also Frühaufstehern. Nicht alle Menschen stellen sich auch vom Kopf entsprechend um und gehen früher ins Bett. So schlafen alte Menschen häufig zu wenig oder glauben Schlafprobleme zu haben, weil sie morgens so früh wach werden. Dabei ist das ganz normal!

Was kann man dagegen tun?

Bei Grund Nr. 1, der natürlichen Reduzierung des Schlafhormons Melatonin, kann eine zusätzliche Supplementierung helfen. In Deutschland wird Melatonin ganz gezielt zur Behandlung von Schlafstörungen ab 55 Jahren erfolgreich eingesetzt.

Bei Grund Nr. 2, zu wenig Tageslicht, empfiehlt sich natürlich zunächst der Gang in die Natur. Also auch im Alter nicht träge werden, sondern ab nach draußen und z.B. wandern. So wird die innere Uhr gut getaktet, was weiteren gesundheitlichen Problemen vorbeugen kann.

Sollte das körperlich nicht möglich sein, hat sich die Verwendung von Tageslichtlampen bewährt. Dadurch bekommt der Körper viel blaues Licht ab, ohne draußen sein zu müssen. Eine solche

Lichtdusche von mind. 30 Minuten ist wissenschaftlich erwiesen sehr wirksam und wird bereits in einigen Heimen in Deutschland eingesetzt. Hierbei sollte darauf geachtet werden, eine Lichtstärke von mind. 10.000 Lux zu verwenden. Positiver Nebeneffekt: Sie macht wach, verhindert damit vielleicht die Notwendigkeit eines Mittagsschlafes und kurbelt die Produktion des Glückshormons Serotonin an.

Schlafkrankheiten

Ich bin kein Arzt. Ein Kapitel über Schlafkrankheiten ist mir dennoch sehr wichtig. Damit werde ich keine Schlafkrankheit heilen können. Dennoch ist Wissen darüber sehr wichtig. Wenn nur eine Person durch dieses Kapitel einen „Aha-Effekt" hat, Symptome ernster nimmt, sich mit dem Schlaf beschäftigt und am Ende auch einen Arzt aufsucht, anstatt das Problem zu ignorieren, hat das Kapitel schon Erfolg gehabt.

Im Folgenden möchte ich Dir einige Schlafkrankheiten vorstellen, von denen einige jeder von uns einmal im Leben erleben kann. Schlafkrankheiten sind kein Phänomen, das zum Beispiel nur ältere Menschen treffen kann.

Schlafparalyse

Eine Schlafparalyse ist eine wahrgenommene Lähmung Deiner Muskulatur. Klingt komisch, ist aber einfach erklärt:

Während Du schläfst, entspannen sich Deine Muskeln. Das ist ganz natürlich und vor allem in den REM-Schlafphasen, wenn Du am meisten träumst, auch sehr sinnvoll, damit Du Deine Träume nicht im Bett auslebst und Dir und anderen vielleicht noch weh tust. Das haben wir uns ja bereits im Kapitel *Schlafphasen* angesehen.

Während der Traumphasen ist diese Entspannung der Muskeln so stark, dass man schon von einer Muskellähmung spricht. Das ist nicht weiter schlimm, denn wir schlafen ja und bekommen von diesem Zustand nichts mit. Wachst Du während dieser Schlafphase auf, etwa, weil Dich jemand weckt oder Du auf Toilette musst, bekommst Du von der Lähmung Deiner Muskeln ebenfalls nichts mit. Eine „normale" Schlafparalyse verschwindet sofort, wenn wir bei Bewusstsein sind. Falls nicht: Dann spricht man von einer Schlafparalyse.

Deine Muskeln sind dann also komplett schlaff, Du kannst sie nicht bewegen. Deine Augen,- Ohr- und Atemmuskulatur betrifft das in diesem Fall nicht. Du bekommst die Lähmung also aktiv mit. Das kann dann mitten in der Nacht durchaus angsteinflößend sein, gerade wenn Du nicht weißt, was das in diesem Moment soll. Ein Glück: Dieser Zustand geht meist nach ein paar Sekunden oder wenigen Minuten weg.

Sind Schlafparalysen gefährlich?

Nein. Kommen sie bei Dir häufiger vor, spricht man zwar von einer Schlafstörung, diese ist aber ungefährlich. Dennoch haben viele Betroffene während einer Schlafparalyse Herzrasen, Atemnot oder vermehrtes Schwitzen. Nur allzu verständlich, löst dieser Zustand doch bei den meisten Angst aus.

In schlimmen Fällen kann es gar dazu führen, dass eine weiterführende Schlafstörung entwickelt wird, etwa, dass man danach nicht mehr einschlafen kann oder Angst vor dem Schlafen hat, weil erneut eine Schlafparalyse eintreten könnte. Es ist daher dennoch sinnvoll, der Ursache auf den Grund zu gehen und evtl. zu beheben.

Merke: Schlaflähmungen sind nicht gefährlich, sollten bei häufigem Auftreten aber unbedingt abgeklärt werden.

Ursachen

Eine unmittelbare Ursache gibt es leider oft nicht direkt, weswegen viele Betroffene häufig im Unklaren leben. Gerade, wenn die Schlafparalyse immer wieder vorkommt, hat man in der Schlafforschung jedoch einige Punkte ausgemacht, die mit- oder hauptursächlich sein sollen.

Albträume

Viele Betroffene berichten im Zusammenhang mit einer Schlafparalyse von Albträumen. Sie werden davon aus dem Schlaf gerissen und liegen dann wach, können sich nicht bewegen und nehmen die Lähmung ihres Körpers wahr. Mitunter „träumen" sie dann sogar weiter und haben Halluzinationen.

Kommt das öfter vor, ist hier zum einen eine Verhaltenstherapie sinnvoll, aber auch eine explizit auf die Beseitigung der Alpträume gerichtete Therapie. Dabei kommt die *Imagery Rehearsal Therapy (IRT)* in Betracht, bei der der Albtraum aufgeschrieben und nach einer Lösung gesucht wird oder schlicht die Konfrontation im realen Leben mit der Situation, von der der Albtraum immer handelt (Prüfungssituation, Spinne, ...).

Hilfreich ist in jedem Fall immer, sich intensiv mit dem Albtraum zu beschäftigen.

Alkohol

In einigen Fällen hat der Konsum von Alkohol das Eintreten einer Schlaflähmung begünstigt. Da die Schlafparalyse zumeist im REM-Schlaf bzw. kurz danach stattfindet, erschließt sich auch der mögliche Zusammenhang zwischen einer Schlafparalyse und Alkohol: Alkohol bzw. der Abbau dessen in der Nacht unterdrückt und stört den REM-Schlaf.

Ein Tipp kann also sein, dass Du dafür sorgst, dass der Alkohol beim Einschlafen bereits vom Körper abgebaut worden ist. Zu einer guten Schlafhygiene gehört dies ohnehin.

Narkolepsie

Ein zentrales Symptom der Narkolepsie sind Schlafparalysen. Narkolepsie ist eine Schlafkrankheit, die dazu führt, dass Du einschläfst und nichts dagegen machen kannst – auch am Tag! Das ist gefährlich und bedarf einer medizinischen Behandlung und Betreuung. Solltest Du also neben Schlafparalysen am Tag unter Einschlafattacken leiden, solltest Du unbedingt sofort einen Arzt aufsuchen. Einige Studien sehen auch einen Zusammenhang zwischen Angststörungen und dem Vorkommen von Schlafparalysen.

Eine Schlafparalyse auslösen

Ein Sonderfall ist sicher der, eine Schlafparalyse bewusst auszulösen. Bekannt ist dies im Rahmen von luzidem Träumen, Klarträumen. Wir von Schlafonaut beschäftigen uns damit nicht. Du wirst auf einschlägigen Seiten und Google sicher fündig, solltest Du den Drang verspüren, eine Schlafparalyse bewusst herbeizuführen oder zu erleben.

Das kannst Du tun

Wenn sie auftritt

Ruhig bleiben. Das ist natürlich leichter gesagt als getan und oft erst möglich, wenn Du ein zweites Mal eine Schlafparalyse erlebst und weißt: Das ist harmlos und geht gleich wieder vorbei.

In vielen Fällen soll es bereits ausreichen, bewusst tief ein- und auszuatmen. Deine Atemmuskulatur ist während der Schlafparalyse ja nicht gelähmt. Damit signalisierst Du Deinem Körper, dass Du wach bist und die Schlafparalyse aufgelöst werden soll.

Schlafparalyse vermeiden

Konnte keine krankhafte Ursache festgestellt werden und/oder sind Albträume eine Begleiterscheinung von auftretenden Schlafparalysen, wird mit einer Verhaltenstherapie gearbeitet. Dabei wird – oft psychologisch begleitend – Ängsten, Sorgen und Problemen auf den Grund gegangen, die etwa in den Albträumen vorkommen.

Medikamente

Konnte eine Narkolepsie als Ursache ausgeschlossen werden, treten die Schlafparalysen aber trotzdem häufig auf und sind für denjenigen sehr belastend, wird oft mit Antidepressiva gearbeitet.

Wirklich nachhaltig ist das natürlich nicht und sollte nur letztes Mittel für einen gewissen Zeitraum sein.

Als Erstmaßnahme ist stets eine Änderung des Verhaltens zu empfehlen.

Verhaltensänderungen

Häufig sind mit Einführung eines gesunden Schlafverhaltens und einer guten Schlafhygiene auch gelegentlich auftretende Schlafparalysen passé. Das gilt natürlich nur, wenn keine Narkolepsie die Ursache ist.

Was alles zu einer guten Schlafhygiene gehört, das haben wir uns schon ausführlich im Kapitel Schlafhygiene angesehen. Blättere gerne noch einmal zurück, falls Du Dir nicht mehr so sicher bist, was das war.

Daneben kann es hilfreich sein, wenn Du Dir Entspannungstechniken aneignest, die Dir am Abend helfen gut und schnell abzuschalten. Auch dazu mehr im Kapitel *Am Abend abschalten*.

Fazit:

Eine Schlafparalyse ist ungefährlich, aber ziemlich nervig, wenn sie öfter vorkommt. Das Gute: Sie ist mit einer guten Schlafhygiene und der Aufarbeitung von Ängsten sehr gut behandelbar, sofern keine Narkolepsie vorkommt. Dazu bedarf es aber insgesamt noch weiterer Studien und Forschungen, um konkrete Therapievorschläge machen zu können.

Schnarchen

Über 800.000 Menschen in Deutschland leiden unter gefährlichem Schnarchen, über 50 % aller älteren Menschen schnarchen generell. Grund genug, diesem Thema auf jeden Fall ein Kapitel zu widmen. Leider nehmen viele Menschen schnarchen noch immer einfach so hin und gehen nicht zum Arzt. Wenn sie wüssten, was dann passieren kann, würden sie vielleicht anders handeln. Auch dazu soll dieses Kapitel beitragen.

Was ist Schnarchen?

Im Grunde ist Schnarchen nichts Anderes als lautes Atmen. Ab einer Lautstärke von 40 bis 50 dB spricht man dabei von Schnarchen, das entspricht einem normalen Gespräch und normal abspielender Musik.

Medizinisch gesehen ist Schnarchen das Ergebnis von verwirbelter Atemluft.

Ursachen

Hauptursache für Schnarchen ist schlaffe Muskulatur im Hals-, Nasen- und Rachenbereich. Wenn wir anfangen, zu schlafen, entspannt sich unser Körper und damit auch die Muskulatur in sämtlichen Körperregionen. Das ist auch ein Grund, warum wir in der REM-Schlafphase, also im Traumschlaf, am stärksten schnarchen. Während des REM-Schlafes herrscht maximale Körperentspannung, damit wir unsere Träume nicht ausleben. Warum führt diese Entspannung zum Schnarchen? Ganz einfach. Im angespannten Zustand helfen die Muskeln im Mund-, Hals- und Rachenbereich, dass Weichteile im Rachenraum nicht durch Atemluft bewegt werden.

Fehlt nun diese Anspannung der Muskeln im Schlaf, bewegen sich zahlreiche Weichteile im Mund-, Hals- und Rachenbereich durch die aufgewirbelte Luft, es fängt an, zu vibrieren, es schnattert und schnarcht. Im Rachenbereich sorgt die Entspannung der Muskulatur zusätzlich für eine Verengung der Luftwege, sodass die eintreffende Atemluft mit noch mehr Druck auf die schlaffen Weichteile treffen und die bekannten Schnarchgeräusche erzeugen.

Je mehr Übergewicht wir haben, desto mehr Muskulatur und Haut ist da, die schlaff werden kann. Übergewicht ist damit der größte Risikofaktor und Hauptursache für Schnarchen. Doch auch mit dem Alter wird unsere Muskulatur beim Schlafen immer schlaffer, das Risiko fürs Schnarchen steigt. Damit ist Schnarchen auch keine Sachen des Geschlechts. Mit Eintreten der Wechseljahre wird auch das Gewebe des weiblichen Geschlechts im Rachen immer schlaffer und Frauen ziehen mit Männern in Sachen Schnarchen gleich.

Dass nur dicke und alte Menschen schnarchen, ist ebenso ein Vorurteil. Auch junge Menschen können durch externe Faktoren Schnarchen verursachen. Solche externen Faktoren sind alle, die die Muskulatur in der Nacht mehr zum Erschlaffen bringen als von der Natur vorgesehen. Zu viel Alkohol oder Schlafmittel etwa, beide sorgen für viel Entspannung, können auch Personen Mitte 20 zum Schnarchen bringen.

Oft ist die Sache aber noch komplexer als wir es gerne hätten: Schlafen auf dem Rücken begünstigt Schnarchen, auch Allergien, entzündete Nasennebenhöhlen, Zigaretten und eine miserable Raumluft können zu gereizten Atemwegen führen.

Wann und warum zum Arzt?

Wann ist ein Arzt gefragt, wann wird es also gefährlich, dass Du Dir Hilfe suchen solltest? Hier gibt es eine einfach zu merkende Faustregel:

Laut und regelmäßig? Dann ab zum Arzt. Auch, wenn es Deinen Partner stört oder Du Dich morgens nicht ausreichend erholt fühlst, solltest Du den Weg zum Arzt nicht scheuen.

Warum Du zum Arzt solltest, ist schnell geklärt. Aufgrund der vielfältigen möglichen Ursachen, die hinter Schnarchen stecken können, sollte dem unbedingt auf den Grund gegangen werden. Schnarchen kann zu weniger erholsameren Schlaf führen, Dich tagsüber träge fühlen lassen und zu Konzentrationsproblemen führen. Auch kann es sein, dass es nicht nur beim Schnarchen bleibt, sondern in der Nacht auch Atemaussetzer (Schlafapnoe) hinzukommen. Wissenschaftlich belegt ist zudem ein Zusammenhang zwischen Schnarchen und einem erhöhten Risiko für einen Herzinfarkt oder einen Schlaganfall. Ich denke, das sind Gründe genug, Schnarchen nicht zu ignorieren.

Du kennst jemanden, der schnarcht? Mache Dich nicht darüber lustig oder sage, dass er aufhören soll: Ermutige ihn oder sie eher, zum Arzt zu gehen. Nur so kann geschaut werden, ob dem Schnarchen bereits mit einer Veränderung der Schlafposition ein Ende gesetzt werden kann, eine Veränderung des Lebensstils notwendig ist, ein Besuch im Schlaflabor oder gar eine Operation.

Das eigenständige Behandeln mit Schnarchschienen und Co. ist oft nur Raten ins Blaue, wenn Du die wahre Ursache nicht kennst.

Schlafapnoe

Unter Schlafapnoe werden Atemaussetzer in der Nacht mit einer Dauer von mindestens 10 Sekunden verstanden. Grund dafür ist in der Regel, wie beim Schnarchen, dass die Muskulatur der Atemwege zu schlaff und damit zu entspannt ist. Übergewicht ist auch hier der größte Risikofaktor. Bis zu 4.000.000 Menschen in Deutschland leiden darunter – oft unerkannt und unbehandelt.

Symptome

Das Problem an den Atemaussetzern: Du bekommst sie nicht mit. Du schläfst ja. Es kann sein, dass Du deswegen aufwachst, aber dann weißt Du in der Regel nicht, dass Du deshalb wach geworden bist. Hast Du keinen Partner, der dies zufällig mitbekommt, ist vor allem ständige Müdigkeit am Tag ein zentrales Symptom. Das leuchtet auch ein: Die Atemaussetzer sorgen für weniger Sauerstoff im Blut, das beeinträchtigt Deinen Schlaf, der damit alles andere als erholsam ist.

Schlafapnoe und Schnarchen gehen oft Hand in Hand. Wer unter Schlafapnoe leidet, dessen schlaffe Atemmuskulatur verursacht meist auch lautes Schnarchen. Daneben sind „klassische" Symptome von unerholsamen Schlaf anzutreffen:

- Konzentrationsprobleme
- Kopfschmerzen
- Probleme mit dem Gedächtnis

Langfristig kann eine nicht behandelte Schlafapnoe zahlreiche Krankheiten begünstigen, vor allem Bluthochdruck. Solltest Du unter Übergewicht und / oder Schnarchen leiden und auch nur den geringsten Verdacht haben, suche unbedingt einen Arzt auf.

Wie beim Schnarchen gilt auch hier: Du bist Single und fühlst Dich morgens trotz ausreichend Schlaf nicht ausgeruht und erholt? Nutze eine entsprechende App und lass diese einmal die Nacht mitlaufen. Am nächsten Morgen hast Du eine erste Einschätzung, ob Deine Atmung im Schlaf mehrmals aussetzt. Du solltest anschließend einen Arzt aufsuchen, der dies meist noch einmal mit einer Kontrollnacht in einem Schlaflabor untersucht und anschließend behandeln kann.

Behandlung

Neben der Reduzierung der Risikofaktoren – Übergewicht beseitigen – wird mit einer guten Schlafhygiene gearbeitet, dem Schlafen auf der Seite und in akuten Fällen mit einer speziellen Maske (CPAP). Diese Maske, verbunden mit einem Gerät, sorgt dafür, dass die Atemwege in der Nacht nicht zusammenfallen. Die Maske muss die ganze Nacht über getragen werden.

Vorbeugend, sowohl für das Schnarchen als auch die Schlafapnoe, hilft immer ein gesunder Lebensstil mit Sport, wenig Alkohol, das Vermeiden von Übergewicht und eine gute Schlafhygiene.

Schlafwandeln

Schlafwandeln, auch Somnambulismus genannt, ist etwas Faszinierendes. Wir bewegen uns plötzlich im Schlaf, obwohl die Muskeln entspannt sein sollen, sind dabei aber nicht bei Bewusstsein. Nahezu jeder kennt eine Person in seinem Umfeld, die ab und zu schlafwandelt oder kennt eine kuriose Geschichte dazu. Grund genug, dem Thema ein kleines Kapitel zu widmen.

Schlafwandeln = krank

Wie kommt unser Körper darauf, im Schlaf, einem eigentlich von Entspannung geprägten Zustand, plötzlich aktiv zu werden und uns dabei aber nicht unser Bewusstsein zurückzugeben?

Wer im Schlaf wandelt, ist nicht gleich krank. Medizinisch gesehen, ist es dennoch eine Aufwachstörung. Das Aufwachen findet meist am Ende einer Tiefschlafphase statt. Wie beim Zucken beim Einschlafen, ist sich auch hier der Körper nicht ganz einig: Soll ich jetzt wach sein oder schlafen? In diesem Fall ist es das Gehirn, das schläft und wach zu gleich ist. Je nach dem wie groß der wache Gehirnbereich ist, setzt sich die Person nur aufs Bett, geht zum Kühlschrank oder verlässt gar das Haus. Im Regelfall bleibt es harmlos.

Ursachen

Warum es zu dieser Aufwachstörung am Ende einer Tiefschlafphase kommt, ist noch nicht zu 100 % geklärt. Bei Kindern, die sehr viel häufiger schlafwandeln als Erwachsene (dort macht es nur 1 von 100), geht man davon aus, dass es vor allem mit der Entwicklung des Gehirns zu tun hat. Bei Erwachsenen kann

Alkohol (wie so oft) schuld sein, aber auch Stress, Schichtarbeit, Drogen oder Depressionen.

Behandlung

Tritt das Schlafwandeln nur gelegentlich ohne Konsequenzen auf, ist das harmlos. Eine Behandlung ist dann in der Regel nicht notwendig. Bei häufigerem, intensivem Schlafwandeln sollte man entsprechende Sicherheitsvorkehrungen treffen, damit zum Beispiel das Haus nicht verlassen oder der Balkon betreten werden kann. Das kann mit dem Verstecken von Schlüsseln, Abschließen der Türen oder Bewegungsmeldern und Alarmsignalen gelöst werden. Das ist auch keineswegs übertrieben. Schließlich handelt es sich beim Schlafwandeln um einen unbewussten Zustand. Der Schlafwandelnde kann Situationen nicht richtig einschätzen und hat zudem ein reduziertes Reaktionsvermögen. Auch wenn das für einen Außenstehenden anders aussehen kann.

Wird das Schlafwandeln zur Belastung, fühlst Du Dich zum Beispiel den nächsten Tag immer müde deswegen, sollte ein Arzt aufgesucht werden.

Interessant:

Eine Unterform des Schlafwandelns ist die Sexsomnia, bei der sexuelle Handlungen vorgenommen werden, an die sich der Betroffene am nächsten Morgen nicht erinnern kann. Das kann mitunter extreme Züge annehmen, bis hin zu Straftaten und hat auch schon zahlreiche Gerichte beschäftigt.

Ebenfalls vor Gericht waren bereits Menschen, die im Schlaf andere Menschen umgebracht haben. In der Fachsprache heißt diese Extremform des Schlafwandelns „homizidaler Somnambulismus".

Natürlich gibt es noch viele weitere Schlafkrankheiten. Etwa die Narkolepsie, das Restless-Leg-Syndrom...

Wenn Du uns bereits von YouTube kennst, weißt Du, dass wir keine Videos zu solchen Themen machen: Wir sind keine Ärzte und auch in unserer täglichen Arbeit als Schlafcoaches lehnen wir regelmäßig Coachees ab, die unter einer Schlafkrankheit leiden. Von weitergehenden Kapiteln zu Schlafkrankheiten habe ich daher abgesehen. Dafür gibt es andere exzellente Bücher, aber vor allem: Ärzte!

Schlaflabor

Ein Schlaflabor ist dann die richtige Anlaufstelle, wenn sich partout keine körperliche oder seelische Ursache für anhaltende Schlafprobleme finden lässt. Was dort passiert, wo das nächste in Deiner Nähe ist und alles, was Du wissen musst: Das erfährst Du in diesem Kapitel.

Ein Schlaflabor ist eine schlafmedizinische Praxis (oft auch nur einige Zimmer als Teil einer Praxis oder eines Krankenhauses), bei der Dein Schlaf über Nacht analysiert wird. Mithilfe verschiedener Messinstrumente kann geschaut werden, was mit Deinem Schlaf nicht stimmt und wo die Ursache Deiner Schlafprobleme liegt. In einem Schlaflabor arbeiten speziell für die Schlafmedizin ausgebildete Ärzte, aber auch Psychologen, Neurologen oder Ärzte für Innere Medizin. Schließlich ist Schlaf ein sehr komplexer Vorgang und Störungen können von verschiedenen Körperregionen verursacht werden.

Nicht für jedes Schlafproblem ist das Schlaflabor die richtige Anlaufstelle. Ein Besuch bzw. eine Nacht im Schlaflabor kommt in der Regel in drei Situationen in Frage:

- Verdacht auf Schlafapnoe (Atemaussetzer in der Nacht)
- Verdacht auf Narkolepsie (Schlafkrankheit, unkontrollierbares schlafen)
- Anhaltende Schlafprobleme, ohne körperliche oder psychische Ursache

Das Schlaflabor kommt also erst dann in Frage, wenn vorher Untersuchungen bei einem Allgemeinmediziner oder Facharzt keine vollständige Aufklärung gebracht haben.

Ablauf

Vereinfacht gesagt, wird Dein Schlaf im Schlaflabor (ja, Du musst dort eine Nacht verbringen) mit Messinstrumenten überwacht und aufgezeichnet. Anhand der Aufzeichnung wissen die Ärzte dann mehr und können Deine Schlafprobleme behandeln.

Vorbereitung

Meist wirst Du gebeten, einige Tage vorher, eher Wochen, ein Schlaftagebuch zu führen. Damit werden Deine Schlafgewohnheiten dokumentiert. Das hilft den Schlafmedizinern vor Ort noch einmal. Sie werden aber ohnehin ein ausführliches Gespräch mit Dir führen, gegebenenfalls auch mit Deinem Partner zusammen.

Für die Nächte im Schlaflabor brauchst Du nur ganz normales „Gepäck". Am Tag der ersten Nacht solltest Du dann ab dem frühen Mittag kein Koffein und Alkohol konsumieren.

Der Tag / Die Nacht im Schlaflabor

Vor Ort wirst Du dann in ein Zimmer gebeten. Dort steht ein Bett, in dem Du diese Nacht verbringst und verschiedene Messinstrumente. Das Haupt-Messinstrument ist das EEG (Elektroenzephalogramm), das Deine Gehirnströme und Gehirnwellen misst. Dafür werden Elektroden an Deinem Kopf und Kinn befestigt. Das ist wichtig, weil damit Deine Schlafphasen aufgezeichnet werden. Daneben werden auch Deine Augenbewegungen, Deine Körperbewegungen, Deine Sauerstoffsättigung im Blut und je nach Verdacht Deine Lungen- und Atemaktivitäten aufgezeichnet. Im Ergebnis liegst Du also ganz schön verkabelt.

Videoaufzeichnung

Wenn ein Verdacht auf Schlafwandeln besteht, kann es auch sein, dass Dein Schlaf per Video aufgezeichnet wird. Dabei wirst Du natürlich im Vorfeld um Erlaubnis gefragt. Das Ergebnis bzw. die Auswertung der Messinstrumente können sich die Schlafmediziner während Deines Schlafes in einem Nebenzimmer ansehen. Also keine Sorge, Du schläfst nicht unter voller Beobachtung ein.

Die Nacht und was danach passiert

Die erste Nacht kann etwas komisch sein. Voll verkabelt und in einer neuen Schlafumgebung schläft es sich anders als zu Hause. Für aussagekräftige Ergebnisse wirst Du daher meist zwei Nächte im Schlaflabor verbringen müssen, siehe auch *First-Night Effect*.

Nach den Nächten beginnt die Auswertung der Ergebnisse. Zusammen mit den anwesenden Schlafmedizinern und anderen Fachärzten wirst Du aufgeklärt, was die Aufzeichnungen ergeben haben und wie nun fortzufahren ist. Meist kann dieses Gespräch erst einige Tage später geführt werden, weil es doch einige Zeit beansprucht, die vielen Daten korrekt auszuwerten.

Sofern Du gesetzlich krankenversichert bist, und eine Überweisung von einem Arzt hast, übernimmt Deine Krankenkasse die Kosten für den Aufenthalt in einem Schlaflabor.

Dein nächstes Schlaflabor in Deiner Nähe kannst Du ganz einfach unter www.dgsm.de/schlaflabore_liste.php nachschauen. Dort hat die Deutsche Gesellschaft für Schlafforschung und Schlafmedizin eine offizielle Liste veröffentlicht.

Fazit:

Mithilfe eines Schlaflabors kann die Ursache von Schlafproblemen ermittelt werden, bei denen der Allgemeinmediziner nicht mehr weiterweiß. Dank verschiedener Messinstrumente wird der Schlaf ausführlich analysiert. Bei Schlafapnoe, Schlafwandeln, dem Restless-Leg-Syndrom und anderen schweren Schlafkrankheiten ist das Schlaflabor oft ohnehin der einzige Weg, eine sichere Diagnose zu stellen.

Dabei solltest Du Dich keineswegs vor der Verkabelung oder möglichen Kosten scheuen. Das ist alles halb so wild, wenn dafür endlich eine Lösung für langanhaltende und gefährliche Schlafprobleme gefunden wird.

Durchschlafprobleme

Durchschlafprobleme sind ein sehr komplexes Thema, das bei uns im Schlafcoaching einen großen Stellenwert einnimmt. Neben Einschlafproblemen, denen wir uns im nächsten Kapitel widmen, sind sie die häufigste anzutreffende Art von Schlafproblemen.

Leider kann hinter Durchschlafproblemen gefühlt alles stecken. Es wäre extrem unseriös von mir, wenn ich Dir jetzt eine allgemeine Lösung präsentiere. In einfachen „Fällen" bessern sich Durchschlafprobleme, wenn insgesamt eine gute Schlafhygiene eingehalten wird. Ist das nicht der Fall, muss detaillierter und individueller geschaut und vor allem herausgefunden werden, ob es Muster gibt. Wachst Du zum Beispiel immer zur gleichen Uhrzeit auf? Beginnt um diese Uhrzeit vielleicht wieder der Flugverkehr bei Dir in der Umgebung? Treten die Probleme nur auf, wenn Du alleine oder mit Partner schläfst? Nimmst Du Medikamente, die Durchschlafprobleme als Nebenwirkung haben können?

Weitere Einflussfaktoren auf das Durchschlafen können sein:

- Hormone – ein zu früher Anstieg von Cortisol in der Nacht
- Hitze
- Licht
- Eine neue Schlafumgebung
- Alkohol
- (Rücken-) Schmerzen
- Atmung durch den Mund
- Träume | Psyche
- Krankheit

Du siehst: Das Thema ist sehr vielschichtig. Bei anhaltenden Durchschlafproblemen solltest Du das Thema also unbedingt mit einem Experten dafür Schritt für Schritt durchgehen. Einfache

Tipps, die bei mir geholfen haben: Ein kühleres Schlafzimmer (Fenster gekippt) und das Smartphone im Flugmodus. Probiere es.

P.S. Wir wachen in der Nacht übrigens ganz natürlich bis zu 28 Mal auf. Unser Körper überprüft damit unter anderem, ob er noch richtig liegt oder einmal die Position wechseln muss. Am nächsten Morgen können wir uns an diese Aufwachphasen nicht erinnern. Dafür sind sie zu kurz. Als Faustformel gilt: Wir können uns nur dann erinnern, in der Nacht wach gewesen zu sein, wenn es länger als 3 Minuten war oder wir es mit einer bewussten Handlung – Toilettengang etwa – verknüpft haben.

Einschlafprobleme

Eigentlich soll das gesamte Buch dazu beitragen, Einschlafprobleme zu lösen und vorzubeugen. Warum also noch ein eigenes Kapitel dazu? Vielleicht ist es nicht Dein erstes Buch über den Schlaf. Und vielleicht hast Du auch schon einmal google bemüht, um Deinem Schlaf wieder auf die Sprünge zu helfen. Und vielleicht hast Du auch schon einmal andere Menschen über ihren Schlaf und die Probleme damit sprechen hören:

Es gibt gefühlt 100 Schlaftipps und jedem hilft etwas Anderes. Und genau so ist es leider auch.

Dennoch kann Dir geholfen werden. Wir stehen in unseren Coachings schließlich auch erst einmal vor einer großen Herausforderung, wenn jemand sagt: *„Ich kann nicht einschlafen, brauche immer eine Stunde."*

Wie gehen wir da vor und wie kannst Du dieses Vorgehen für Dich übernehmen? Darum soll es in diesem Kapitel gehen.

Wichtig ist immer, dass Du auf Ursachensuche gehst. Reine Symptombekämpfung bringt auf Dauer wenig und ist auch nicht unsere Arbeitsweise. Wenn Du zum Beispiel weißt, dass Du nicht einschlafen kannst, weil Du immer grübelst, dann solltest Du genau da ansetzen. Dann hilft auch die beste Schlafhygiene nichts, wenn der Kopf nicht zur Ruhe kommt. In diesem Buch findest Du Tipps dazu im Unterkapitel *Am Abend entspannen* und im Kapitel *Die besten Schlaftipps auf einen Blick*.

Hast Du einen sehr stressigen Alltag, der sich vielleicht auch nicht so schnell ändern lässt, dann findest Du im Kapitel *Nahrungsergänzungsmittel* und *Am Abend entspannen* Lösungsansätze. Eine sehr gute Schlafhygiene gehört natürlich trotzdem dazu.

Weißt Du gar nicht, wo der Schuh drückt, fangen wir ganz von vorne an. Wir schauen uns Deine Schlafhygiene an, Deinen Alltag, Deine Routinen, Deinen Abend, Dein Schlafzimmer, was Du schon ausprobiert hast, was Dir in der Vergangenheit vielleicht schon einmal geholfen hat, usw. Schrittweise integrieren wir dann neue, andere Verhaltensweisen und Gewohnheiten und schauen, wie Dein Schlaf darauf reagiert. So wie Schlafprobleme in der Regel nicht über Nacht entstanden sind, so gehen sie auch nicht wieder von jetzt auf gleich weg. Erst recht nicht, wenn Du zum Beispiel noch nie etwas von Schlafhygiene gehört hast und wir bei den Basics anfangen müssen.

Dieses Vorgehen rate ich auch Dir. Wenn Du bis zu diesem Kapitel schon gemerkt hast, dass viele Tipps dabei waren, die Dir helfen können oder viel Wissen dabei war, bei dem Du festgestellt hast: *„Oh, das mache ich aktuell nicht ganz richtig",* dann solltest Du jetzt nicht von jetzt auf gleich alles umkrempeln. Suche Dir ein oder zwei Dinge heraus und setze sie konsequent über mehrere Wochen um. Falls es hilft, bleib dabei und setze weitere Dinge um. Falls es nicht hilft, nutze andere Tipps und warte wieder einige Wochen.

Schlaftipps müssen immer auch zur Person und zum Alltag passen. Wenn Du ganz vorbildlich arbeitest, kannst Du Dir aus all den Kapiteln aus diesem Buch auch eine Art Checkliste machen und Dein Verhalten und Deinen Schlaf darauf überprüfen. Ich habe davon abgesehen, diese in das Buch zu packen, weil es den Schlaf, der doch etwas so Individuelles ist, wieder standardisiert. Wir haben in unseren Coachings zwar auch so eine Liste, mit der wir arbeiten. Aber die dient nur dazu, dass wir nichts vergessen (auch wir haben nicht immer alles im Kopf) und wird nicht strikt abgearbeitet.

P.S. Von Einschlafproblemen sprechen Ärzte übrigens erst ab einer Dauer von 30 Minuten. Klingt durchaus lange, ist aber wirklich in Ordnung. Auch in unseren Coachings müssen wir oft mit dem Wunschgedanken aufräumen, man müsse doch binnen 5 bis 10 Minuten einschlafen. Nein, wirklich nicht. Das ist zwar schön, aber den einen Knopf zum Einschlafen gibt es eben nicht. Auch bei besten Voraussetzungen – körperlicher und geistiger Entspannung – dauert es schon einmal seine Zeit. Auch bei mir. Hast Du das verinnerlicht, lösen sich Deine Einschlafprobleme gerade vielleicht sogar von ganz alleine auf...?

Wenn Du jetzt sagst: *„Puh, kenn ich alles schon, hilft mir nicht"*, dann möchte ich Dir an dieser Stelle noch eine Möglichkeit zur (Selbst-) behandlung bei lang anhaltenden Schlafproblemen vorstellen, die keine körperliche Ursache haben.

Schlafrestriktion

Eine Schlafrestriktion ist eine Möglichkeit, schwere Schlafstörungen, insbesondere Einschlafprobleme zu behandeln. Wie die Schlafrestriktion genau funktioniert und was Du dabei beachten musst, das schauen wir uns jetzt an.

Diese Behandlungsmöglichkeit kommt aus der kognitiven Verhaltenstherapie und basiert darauf, dass durch eine bewusste Verkürzung der im Bett verbrachten Zeit nach und nach ein großer Schlafdruck aufgebaut wird. Dieser ermöglicht dann das schnelle und effektive Einschlafen. So die Theorie. Aber was bedeutet das dann in der Praxis?

So geht's

Errechne Deine aktuelle Schlafdauer

Anhand Deiner aktuellen Schlafdauer legst Du die Zeit fest, die Du im Rahmen Deiner Schlafrestriktion im Bett verbringen darfst. Deine aktuelle Schlafdauer dokumentierst Du am besten 1 bis 2 Wochen mit einem Tagebuch. Wenn Du Dich nicht (nur) auf Dein Gefühl verlassen möchtest, tracke Deine Schlafenszeit z. B. mit einer App – das können die ziemlich genau.

Du schläfst aktuell nur 5 Stunden. Das ist nun genau die Zeit, die Du ab sofort im Bett verbringen darfst. Klingt hart, wird aber dafür sorgen, dass Du viel Schlafdruck aufbaust.

Lege eine feste Zubettgeh- und Aufstehzeit fest

Gleichbleibende Schlafenszeiten sind extrem wichtig für einen guten Schlaf, das weißt Du nicht zuletzt aus dem Kapitel *Schlafhygiene*. Auch im Rahmen einer Schlafrestriktion greifen wir darauf zurück.

Lege nun also feste Zubettgeh- und Aufstehzeiten fest. Um beim oben genannten Beispiel mit den 5 Stunden zu bleiben, bedeutet das für Dich: Wenn Du normalerweise immer um 6.30 Uhr aufstehst, gehst Du nun immer erst um 1.30 Uhr ins Bett.

Ganz gleich, wie viel Du tatsächlich im Rahmen der Schlafrestriktion geschlafen hast: Die Aufstehzeit muss immer gleich bleiben. Also auch, wenn Du zur festen Zubettgehzeit ins Bett gegangen bist, aber 2 Stunden wach geblieben bist, musst Du dennoch früh raus. So funktioniert die Schlafrestriktion, weil damit der Schlafdruck erhöht wird und Du den kommenden Abend schneller einschlafen wirst.

Wichtig:

So hart es auch ist: Power Naps oder ein Mittagsschlaf sind nicht erlaubt. Damit würdest Du wieder Schlafdruck abbauen und damit den Erfolg der Therapie verhindern.

Schlafeffizienz errechnen

Ziel dieser Methode ist es, dass wir Deine Einschlafzeit immer weiter verringern. Dies gelingt uns durch die Erhöhung des Schlafdrucks. Du solltest die Schlafrestriktion solange durchführen, bis Deine Schlafeffizienz bei 85 % ist. Das bedeutet: 85 % der im Bett verbrachten Zeit verbringst Du mit Schlafen. Das ist ein sehr guter Wert, der zeigt, dass Du schnell einschläfst.

So errechnest Du die Schlafeffizienz:

Geschlafene Zeit pro Nacht x 100
Bettliegezeit pro Nacht

= % Schlafeffizienz

Hast Du eine 85 %-ige Schlafeffizienz erreicht, solltest Du wieder damit beginnen, die im Bett verbrachte Zeit und damit auch die Schlafdauer zu erhöhen, um auf eine Schlafenszeit zu kommen, bei der Du Dich wieder komplett erholt fühlst. Das sollte zwischen 7 und 8 Stunden Schlaf sein.

Die schrittweise Erhöhung sollte zwischen 15 und 30 Minuten betragen.

Nebenwirkungen

Durch die Schlafrestriktion wird sich am Anfang Deine tatsächlich geschlafene Zeit weiter reduzieren und sehr wahrscheinlich unter der empfohlenen Schlafdauer von mindestens 7 Stunden liegen.

Das ist zwar Sinn der Sache, um Schlafdruck aufzubauen und langfristig wieder gut zu schlafen, kurzfristig wirst Du aber mit Folgen von Schlafmangel zu kämpfen haben:

- Konzentrationsprobleme
- stärkere Müdigkeit am Tag
- Gereiztheit
- ...

Wenn möglich, solltest Du in diesem Zeitraum etwa auf lange Autofahrten alleine verzichten.

Begleitende Maßnahmen

Die Schlafrestriktion ist in den seltensten Fällen die einzige Maßnahme zur Behandlung der Schlafstörung. Sinnvoll ist stets gleichzeitig die Einführung einer guten Schlafhygiene. Dazu gehören unter anderem:

- Dauerhaft regelmäßige Schlafenszeiten (auch am Wochenende!)
- Sorgsamer Umgang mit Koffein
- Ausreichend Bewegung am Tag
- Viel Tageslicht
- Wenig Blaues Licht am Abend
- Kein Mittagsschlaf von mehr als 20 Minuten

Mehr dazu im Kapitel *Schlafhygiene*.

Fazit:

Eine Schlafrestriktion ist eine Behandlungsmöglichkeit, die viel Disziplin erfordert und in den ersten Tagen sehr belastend sein kann, da die Schlafdauer stark verkürzt wird. Bleibst Du jedoch am Ball, sind die Erfolgsaussichten sehr gut! Es ist sinnvoll, diese Methode gemeinsam mit einem Arzt durchzuführen.

Schlecht geschlafen? – Das kannst Du tun

Jeder schläft mal schlecht. Auch wir von Schlafonaut. Selbst wenn Du nach Lektüre des Buches Deinen Schlaf erheblich verbessert hast, wovon wir doch stark ausgehen, lassen die Lebensumstände es nicht immer zu, sich an alle Tipps zu halten. Dies führt hin und wieder zu Nächten mit schlechtem oder zu kurzem Schlaf.

Was Du dann tun kannst, um dennoch – halbwegs – fit und energiereich durch den Tag zu kommen, erfährst Du in diesem Kapitel.

Das Positive vorneweg: Eine Nacht mit schlechtem Schlaf kann unser Körper problemlos wegstecken. Es ist nur menschlich, dass all die Schlaftipps einmal vergessen oder ignoriert werden oder heute einfach nicht in den Tag passen, weil wir mit Freunden die Nacht zum Tag machen, etc. Vollkommen in Ordnung!

Denn auch für Situationen wie diese, gibt es reichlich Möglichkeiten, wie wir mit den Erkenntnissen der modernen Forschung trotz wenig oder schlechtem Schlaf den Tag voller Energie auskosten können.

Licht

Licht ist eines der wichtigsten natürlichen Steuerungsmittel für unseren Körper. Fehlt es, werden wir müde, das Schlafhormon Melatonin beginnt mit seiner Arbeit. Nehmen wir Licht wahr, stoppt die Melatoninproduktion (hier kommt es noch auf die Lichtfarbe und Lichtintensität an – das ist für das grundsätzliche Verständnis jetzt jedoch nicht weiter relevant) und unsere inneren Uhren bekommen das Signal, es ist Tag. Licht macht uns wach und hebt bei vielen Menschen die Laune.

Diesen Effekt solltest Du Dir nach einer kurzen oder schlechten Nacht auf jeden Fall zu Nutze machen. Das heißt konkret: Versuche so viel Tageslicht zu erhaschen wie nur irgendwie möglich. Mache morgens sofort die Rollläden hoch und schaue in die Sonne oder den hellen Himmel. Egal wie dreckig Du Dich nach einer kurzen Nacht fühlst: Licht muss sein und hilft immer.

Damit muss es natürlich nicht getan sein. Wenn Du nun den ganzen Tag in der Bude hockst oder Dich unmotiviert auf die Arbeit, in die Schule oder Universität schleppst, ist der Tag sehr wahrscheinlich trotzdem gelaufen. Also: Auch am Tag möglichst viel Licht tanken. Versuche Tätigkeiten nach draußen zu verschieben oder gleich nach dem Aufstehen erstmal zu Fuß einkaufen zu gehen, etc.

Was tun im Winter?

Der Tipp funktioniert natürlich im Sommer am besten. Zu dieser Zeit ist nicht nur das „normale" Tageslicht extrem hilfreich, auch die strahlende Sonne sorgt für einen zusätzlichen Licht- und Energieschub sowie gute Laune. Im Sommer macht uns eine schlechte Nacht viel weniger zu schaffen. Aber was ist im Winter, wenn Du die Rollläden hochziehst, die Vorhänge öffnest und nichts als Dunkelheit oder Bewölkung auf Dich wartet? Auch dafür gibt es eine Lösung.

Zunächst ist es wichtig zu wissen: Selbst an einem bewölkten Wintertag ist das Tageslicht, gemessen an der Lichtintensität in der Maßeinheit Lux, bis zu 7 Mal (!) heller als eine gewöhnliche Zimmerbeleuchtung (3.500 Lux im Vergleich zu 500 Lux). Auch im Winter heißt es nach einer kurzen Nacht also: Ab nach draußen!

Wenn Du eine kleine Frostbeule bist und nicht vor die Tür möchtest oder nach einer durchzechten Nacht lieber zu Hause bleiben möchtest oder einfach gerade Wochenende ist, gibt es auch technische Möglichkeiten, Licht zu tanken und die Auswirkungen der kurzen Nacht zu lindern. Die Lösung lautet: Tageslichtlampe bzw. Blaulichtdusche.

Blaues Licht ist in diesem Buch nun schon häufiger vorgekommen, trotzdem schauen wir uns das gerne nochmal an. Licht kann verschiedene Farben haben. So kennst Du sicher auch Infrarotlicht, welches etwa in der Medizin häufig eingesetzt wird. Daneben gibt es dann noch grünes Licht, gelbes Licht und eben blaues Licht. Reich an Blaulicht ist vor allem das Tageslicht. Aber auch moderne LED-Leuchten aus Smartphones, dem Laptop, eBook-Readern und Fernsehern strahlen vor allem blaues Licht.

Das ist am Tag auch durchaus positiv. Schließlicht ist es der Blaulichtanteil im Tages- und Sonnenlicht, der uns wachmacht und unsere Stimmung hebt. Am Abend jedoch sorgt eben dieses blaue Licht aus den technischen Geräten, dass weniger Melatonin produziert wird und wir uns insgesamt weniger müde fühlen. Die Folge: Probleme beim Einschlafen. Das ist schon lange keine Einbildung mehr, viele Studien haben dies bereits bestätigt. Ausführlich dazu auch die Erklärungen im Kapitel *Schlafhygiene*.

Widmen wir uns nun noch einmal den positiven Eigenschaften des Blaulichts aus den Tageslichtlampen. Diese Lampen werden dank der wachmachenden Wirkung des Blaulichts erfolgreich bei der Behandlung von Winterdepressionen eingesetzt sowie in Regionen mit wenig Tageslicht. Aber auch in der Schlafforschung erhalten sie immer mehr Einzug. So haben Studienteilnehmer mit einer sogenannten Blaulichtdusche am Morgen ihre Tagesmüdigkeit wesentlich verbessern können. Diesen Effekt kannst Du Dir auch nach einer kurzen Nacht zu Nutze machen.

Eine gute Tageslichtlampe mit 10.000 Lux (entspricht einer schattigen Stelle an einem Sommertag) bekommst Du häufig bereits ab 60 Euro und kann durchaus eine sinnvolle Investition sein.

Wichtig zu wissen: Eine solche Lampe ersetzt kein Tageslicht! Natürliches Licht bietet ein breites Farbspektrum. Es enthält auch rotes Licht und kompensiert damit mögliche Gesundheitsschäden von zu viel Blauem Licht (siehe auch Kapitel *Schlafhygiene*). Tageslichtlampen sind daher zwar einerseits positiv, weil sie wach machen und gerade in dunklen Regionen Depressionen vorbeugen können. Ein Allheilmittel auf Dauer sind sie jedoch nicht, weil sie die Natur nicht nachahmen können.

Kalte Dusche

Wenn Du schon mit dem ersten Schritt aus dem Bett weißt: *„Oh, die Nacht war mies…"*, kannst Du einem darauf folgenden schlechten Tag sofort entgegenwirken. Dabei hilft eine kalte Dusche. Schon das Umdrehen des Schalters für die Wassertemperatur kostet Überwindung und macht wach. Das kalte Wasser tut sein Übriges und bringt vor allem Deinen Kreislauf und Deine Durchblutung in Schwung. Das kann zwar die fehlende Erholung der Nacht nicht aufholen, macht für den Moment jedoch wach und ist ein guter Start in den Tag.

Nahrungsergänzungsmittel

Der Markt an Nahrungsergänzungsmitteln ist in den vergangenen Jahren nahezu explodiert. Für alles gibt es Kapseln, Tabletten und Pulver. Zum Abnehmen, um den Muskelaufbau zu optimieren, für die tägliche Portion Vitamine, Gemüse oder Superfoods. Dass es da auch etwas zur Steigerung der Konzentration, mentalen Leistungsfähigkeit oder Unterdrückung der Müdigkeit gibt, verwundert kaum. Hersteller solcher Produkte bieten meist gleichzeitig auch Mittel zur Schlafverbesserung bzw. dem schnelleren Einschlafen an. Das ist durchaus eine gewisse Ironie, findest Du nicht?

Nichtsdestotrotz gibt es Produkte mit sinnvollen Wirkstoffen, die Dir nach einer kurzen oder schlechten Nacht auf natürliche Weise auf die Sprünge helfen können. Die Wirkung dieser Produkte basiert meist auf zwei Komponenten:

1. Pflanzenextrakte

Pflanzen wie Kaffee, Guarana, Ginkgo biloba, Ginseng oder Brahimi wirken in unserem Gehirn. Sie fördern das Denkvermögen und die Konzentration. So sollst Du trotz müdem Körper leistungsfähig sein. Du fühlst Dich also wach und frisch, obwohl Du es eigentlich nicht bist. Produkte dieser Art werden auch als Konzentrations- oder Lernpillen vermarktet und ebenso im ausgeschlafenen Zustand verwendet.

2. Nährstoffe

Ein häufig enthaltener Nährstoff ist Cholin oder auch Alpha-GPC, der vor allem an der Entstehung des Glückshormons Dopamin beteiligt ist. Damit sollst Du wacher und konzentrierter sein. Auch mit einer ordentlichen Portion Zink, Magnesium und Niacin soll Dir schnell die notwendige Energie zurückgeführt werden. Es gibt auch Produkte, die speziell für kurze Nächte konzipiert sind und am Abend zuvor eingenommen werden. Mehr dazu findest Du auf unserer Webseite www.schlafonaut.de

In der richtigen Dosierung sind Produkte deutscher Hersteller sicher und entfalten die gewünschte Wirkung. Auch wenn diese natürlich von Person zu Person unterschiedlich ausfällt.

Wichtig: Das ist keine allgemeine Produktempfehlung. Die Produkte sind nicht ganz billig und sind kein Ersatz für einen ausreichenden Schlaf. Die enthaltenen Nährstoffkombinationen sind jedoch meist sinnvoll gewählt und helfen tatsächlich.

Es ist immer besser, ausreichend zu schlafen und selbst nach einer kurzen Nacht nicht auf solche Mittel zurückzugreifen. Ich selbst konsumiere solche Produkte nicht. Aus wissenschaftlicher Sicht ist aber nichts dagegen einzuwenden.

Power Nap

Ein kurzes Nickerchen, auch Power Nap genannt, hilft nicht nur nach einer kurzen Nacht, um am Tag einmal den Akku wieder aufzuladen. Dieser sehr natürliche Energieschub ist Nahrungsergänzungsmitteln in jedem Fall vorzuziehen, kostet auch nichts. Ich möchte ihn hier nur kurz als weitere Möglichkeit erwähnen. Dem Power Nap ist bereits ein eigenes Kapitel gewährt worden. Dort findest Du alles Wichtige.

Kaffee

Was ist eigentlich mit Kaffee? Kaffee ist irgendwie Standard, oder? Muss ich das extra erwähnen? Ja. So sehr ich den Kaffee in den vergangenen Jahren lieben gelernt habe, so kritischer gehe ich mit ihm um, seit das Thema Schlaf mein Leben bestimmt. Warum? Das hast Du schon in Kapitel Schlaf und Ernährung erfahren.

Nichtsdestotrotz ist Kaffee und Koffein allgemein ein wunderbarer Hebel, um unsere Leistungsfähigkeit punktuell zu steigern. Auch nach einer schlechten oder kurzen Nacht ist Koffein daher ein sinnvolles Werkzeug, um wieder leistungsfähig zu sein. Aber: Habe immer im Hinterkopf, wie Koffein in Deinem Körper wirkt und Dein Gehirn austrickst (siehe Kapitel *Schlaf und Ernährung*). Daher: Übertreibe es nicht.

Tipp:

Koffein wirkt bei vielen Menschen umso effektiver, je seltener sie es benutzen. Viele Sportler nutzen daher Koffeinriegel oder Tabletten vor Wettkämpfen und verzichten dafür im Alltag auf übermäßigen Koffeinkonsum.

Schlafmythen

In diesem Kapitel klären wir bekannte Schlafmythen, kurz und knapp.

Nach dem Essen sollst Du ruhn' oder 1.000 Schritte tun

Ist Schlafen nach dem Essen eine gute Idee? Nach dem Essen produziert unser Magen vor allem Magensäure. Legen wir uns nun hin, kann diese zurück in die Speiseröhre laufen und zu Sodbrennen führen. Wenn Du Probleme mit Sodbrennen hast, ist Hinlegen also keine so gute Idee. Zudem hat der Körper in der horizontalen Lage Probleme, das Essen vernünftig zu verdauen. Besser ist es daher, einen leichten Spaziergang zu tätigen oder zu sitzen und nach etwa drei Stunden schlafen zu gehen. So lange benötigt unser Körper für eine Art Grundverdauung.

Vollmond verursacht Schlafprobleme

38 % der Deutschen sind der Meinung, dass Vollmond unseren Schlaf beeinflusst. Schlafforscher haben dafür jedoch keine plausible Erklärung. Bei Vollmond strahlt der Mond zwar heller, das wird Dein Schlafzimmer in der Regel jedoch nicht so stark erleuchten, dass es den Schlaf stört. Eine Straßenlaterne etwa wirkt 10 Mal heller auf uns als der Vollmond. Zudem kannst Du das Fenster auch abdunkeln und den Mond so gar nicht erst in Dein Zimmer lassen.

Forscher glauben eher, dass es eine psychologische Erklärung für Schlafprobleme bei Vollmond gibt. Zum einen kann es eine Art selbsterfüllende Prophezeiung sein. *„Oh, heute ist Vollmond, da werde ich garantiert schlecht schlafen"*, und dann tritt es auch ein oder man redet es sich ein, dass es so eingetreten ist.

Zum anderen kann das Phänomen der selektiven Wahrnehmung eintreten. Wir merken uns genau die Nächte, in denen wir schlecht geschlafen haben und in denen Vollmond war. Dass wir aber auch viele weitere schlechte Nächte ohne Vollmond hatten, verdrängen wir dabei. Schlafforscher sind daher der Meinung, dass Schlafprobleme bei Vollmond eher Kopfsache sind. Wer ohnehin zu Schlafstörungen tendiert, wird sich eher damit auseinandersetzen als ein guter Schläfer.

Schlaf kann man nachholen

In der Woche nur 6 Stunden schlafen, dafür am Wochenende 10 bis 12 Stunden. Über die Woche gesehen habe ich doch dann ausreichend geschlafen, oder? Geht diese Rechnung auf? Nein, geht sie nicht. Es wäre schön, wenn sich Schlaf nachholen ließe. Schlafforscher sind sich jedoch einig:

Das geht nur in einem kleinen Rahmen. Eine schlechte Nacht kannst Du durch etwas mehr Schlaf am nächsten Tag wiedergutmachen. 2 Tage Ausschlafen am Wochenende ist jedoch ein zu kurzer Zeitraum um 5 Tage schlechten Schlaf zu kompensieren.

Es ist also keine gute Idee, 5 Tage lang ein Schlafdefizit aufzubauen und dieses dann in 2 Tagen wieder abbauen zu wollen. Erstens fühlst Du Dich dann 5 Tage unter der Woche alles andere als erholt und zweitens ist von häufigem Ausschlafen ohnehin abzuraten (siehe Kapitel über die Schlafhygiene). Also: Versuche lieber unter der Woche ausreichend zu schlafen.

Fernsehen hilft beim Einschlafen

Fernsehen, oder auch netflixen, ist die beliebteste Tätigkeit vor dem Schlafengehen. Viele Menschen glauben, damit besser schlafen zu

188

können. Wer kennt das Dösen vor dem Fernseher nicht? Doch weit gefehlt. Der Fernseher sollte lange vor dem Schlafengehen ausgeschaltet werden.

Das blaue Licht hält Dich wach und stört die Produktion des Schlafhormons Melatonin. Dösen vor dem Fernseher bringt Deinen Schlafrhythmus durcheinander, wenn Du bereits vor der üblichen Schlafenszeit wegnickst.

Hast Du einen Fernseher in Deinem Zimmer? Keine gute Idee. Gemütlich vom Bett aus fernsehen, kann langfristig zu Problemen führen. Das Bett ist zum Schlafen und für Sex da. Wird es für andere Aktivitäten wie Fernsehen oder Lernen benutzt, kann es dazu führen, dass Dein Gehirn aufhört, das Bett = Schlafen zu verbinden.

Die Schlafforschung sagt dazu auch, dass wir unser Gehirn nicht auf falsche Dinge konditionieren sollen. Das Bett ist zum Schlafen da und keine Sitzgelegenheit zum Fernsehen, Essen oder Ähnliches.

„Aber ich kann so gut einschlafen, wenn der Fernseher läuft". Das mag sein. Für Deinen Schlaf ist das jedoch nicht förderlich. Viele Menschen, das ist kein Scherz, können nur noch einschlafen, wenn der Fernseher läuft. Sie haben sich das, oft in jungen Jahren, angewöhnt und kommen davon nicht mehr weg. Das ist definitiv kein gutes Zeichen und solltest Du unbedingt vermeiden.

Alkohol hilft beim Einschlafen

Ja, das tut es. Bei Alkohol überwiegen die Nachteile beim Schlafen jedoch die Vorteile zum Einschlafen. Bitte gar nicht erst anfangen, Alkohol als Einschlafhilfe zu benutzen und noch einmal in Kapitel *Schlaf und Essen* nachschlagen.

Wer gähnt, ist müde

Der Mythos ist schnell widerlegt. Wir gähnen in den unterschiedlichsten Situationen. Viele davon haben nichts mit Müdigkeit zu tun. Auch Hunger, Langeweile oder Stress sind Auslöser für ein befreiendes Gähnen. Oft tun wir es auch, weil Andere es tun. Gähnen ist ansteckend und ich muss sogar gähnen, während ich diese Zeilen für Dich schreibe. Aber warum ist das so? Das weiß auch die Wissenschaft noch nicht.

Lange Zeit vermuteten Forscher, dass der Körper durch Gähnen einen Sauerstoffmangel ausgleichen möchte. Dies wurde jedoch bereits in den 80ern widerlegt. Seitdem ist die populärste These, dass Gähnen die Aufmerksamkeit steigert. Das ergibt auch Sinn, wenn man bedenkt, dass wir bei Langweile, Müdigkeit und Stress gähnen. Vollständig wissenschaftlich belegt ist jedoch auch das nicht.

Daneben wird Gähnen auch eine kühlende Funktion des Gehirns nachgesagt. So mussten Ratten gähnen, sobald ihre ideale Gehirntemperatur von 37 ° C um 0,1 Grad gestiegen war. Auch wir Menschen gähnen im Sommer mehr als im Winter.

Insgesamt ist das Gähnen ein noch nicht vollständig erforschtes Phänomen, wohl auch weil es keinen großen Einfluss auf unsere Gesundheit hat. Die Forscher beschäftigen sich also lieber mit dem Schlafen an sich als mit dem Gähnen.

Auf keinen Fall aufstehen, wenn Du nicht einschlafen kannst

Aufstehen oder liegenbleiben? Experten sind sich nicht einig, was Du tun solltest, wenn Du mal wachliegst und partout nicht einschlafen kannst. Die meisten Schlafforscher empfehlen jedoch den Gang aus dem Bett. Damit soll verhindert werden, dass das

Gehirn das Bett mit etwas Negativem verbindet. Das Bett soll ein Ort der Ruhe und Entspannung sein und nicht Grübeln oder langes Wachbleiben bedeuten. Das Stichwort lautet auch hier: Konditionierung.

Dieser Begriff kommt eher aus der Behandlung lang bestehender Schlafprobleme, ist aber auch in der Vorbeugung von Schlafproblemen relevant. Sind wir mal ehrlich: Hat es je etwas gebracht, sich von links nach rechts zu drehen und daran zu denken, dass mit jedem Umdrehen weniger Zeit zum Schlafen bleibt? Nein, das zögert das Einschlafen meist noch weiter hinaus. Schlaf lässt sich nicht erzwingen. Besser ist es daher, bei gedimmtem Licht außerhalb des Bettes ein Buch zu lesen und es nach einiger Zeit, erneut mit dem Einschlafen zu probieren. Alternativ kann auch eine Entspannungsübung durchgeführt werden. Den Griff zum Smartphone oder zur Fernbedienung für den Fernseher solltest Du in jedem Fall ebenso vermeiden wie der Blick auf die Uhr und das Rechnen, wie viel Zeit Dir nun noch zum Schlafen bleibt.

Nur 8 Stunden Schlaf sind ausreichend Schlaf

Wie Du bereits zu Beginn des Buches gelernt hast: Die einzig richtige und optimale Schlafdauer für jeden Menschen gibt es nicht. Neben dem Alter spielen die Gene und unsere persönliche Situation eine Rolle. Ausreichend ist immer der Schlaf, der dafür sorgt, dass Du Dich am Morgen fit und ausgeruht fühlst. Viel mehr gibt es zu diesem Mythos nicht zu sagen. Schau ruhig noch einmal in die Tabelle mit den empfohlenen Schlafstunden vorne im Buch. Mit 7 bis 8 Stunden Schlaf tust Du Deinem Körper in jedem Fall viel Gutes.

Warme Milch mit Honig hilft beim Einschlafen

Ein Glas warme Milch mit Honig hilft beim Einschlafen, das hat die Großmutter so schon gesagt. Doch woher kommt dieser Mythos und stimmt er?

Schuld an dem Mythos ist die Aminosäure L-Tryptophan. Wenn Du immer noch nicht weißt, worum es sich dabei handelt, bitte ich Dich zurück zu blättern. Zu Beginn des Buches in *Das passiert im Schlaf* ist L-Tryptophan ein ganzer Abschnitt gewidmet. Milch enthält als Proteinquelle reichlich L-Tryptophan.

Wieso sich Milch also grundsätzlich für einen Schlummertrunk eignet, haben wir geklärt, aber wieso gerade Honig? Falls Du dachtest, der Honig ist nur zur Versüßung und den Geschmack da, dann liegst Du falsch. Der Honig hat eine essentielle Bedeutung. Er hilft, dass das L-Tryptophan aus der Milch auch schnell dort ankommt, wo es wirken soll. Und zwar in unserem Gehirn. L-Tryptophan ist nicht die einzige Aminosäure, die in der Milch enthalten ist. Trinkst Du ein Glas Milch, dann kämpfen vielmehr viele Aminosäuren darum, so schnell wie möglich an die Stellen im Körper zu gelangen, wo sie benötigt werden.

Jetzt kommt der eigentliche Sinn vom Honig ins Spiel. Honig enthält schnell zu verstoffwechselnde Kohlenhydrate, die dafür sorgen, dass die meisten der anderen Aminosäuren in die Muskulatur und nicht ins Gehirn gelangen. Der Weg für das L-Tryptophan ist somit frei und es kann schnell die Blut-Hirn-Schranke überwinden und seine Wirkung entfalten. Klingt auf jeden Fall erstmal einleuchtend, doch was sagt denn die Wissenschaft dazu?

L-Tryptophan ist wegen seiner Rolle in der Entstehung des Schlafhormons Melatonin (L-Tryptophan – Serotonin – Melatonin) schon seit langer Zeit Bestandteil der Schlafforschung. Daher weiß man heute: Die Einnahme von mindestens 250 mg L-Tryptophan kann eine einschlaffördernde Wirkung entfalten. Alles klar, wie viel L-Tryptophan hat ein Glas Milch? Im Durchschnitt enthält ein Glas Milch mit 200 Milliliter etwa 100 mg L-Tryptophan. Geht es nach der Wissenschaft kann es das L-Tryptophan also nicht sein, dass dem Glas Milch mit Honig die einschlaffördernde Wirkung verleiht.

Bleibt die Frage, wieso sich der Trunk als Hausmittel einen Namen gemacht hat. Darauf haben Wissenschaftler eine Antwort. Die Wirkung der warmen Milch mit Honig ist mehr psychologisch als biologisch zu erklären. Die Wärme gibt ein gutes Gefühl, die Milch vermittelt ein sättigendes Gefühl und der Glaube an die Wirkung trägt ebenso zum besseren Einschlafen bei.

Auch wenn Du jetzt weißt, dass die warme Milch mit Honig keine Wunderwaffe zum Einschlafen ist, schmeckt sie trotzdem super gut und wenn sie Dir beim Einschlafen hilft, dann lasse es Dir schmecken.

Das Land der Träume

Träume haben wenig bis gar nichts mit der Schlafqualität oder gar Schlafproblemen zu tun. Dennoch sind Träume das Thema, das Menschen eher interessiert und fesselt als ihre eigenen Schlafprobleme. Die werden gerne verdrängt oder als normal abgestuft.

Selbstverständlich widmen wir uns daher auch diesem Thema. Die wichtigste Frage zuerst:

Warum träumen wir überhaupt?

Die Aufgabe von Träumen hängt eng mit denen des REM-Schlafs zusammen, weil in dieser Schlafphase die meisten und intensivsten Träume stattfinden. Aber:

Wir träumen auch in den anderen Schlafphasen, können uns nur oft nicht daran erinnern. Die Träume in den REM-Phasen, die vor allem gegen Ende des Schlafes stattfinden, bleiben uns besser in Erinnerung, weil sie dem Aufwachen näher sind.

Schlafforscher sind sich einig, dass Träume vor allem 2 Aufgaben haben:

Aufgabe Nr. 1 ist die Heilung und Pflege unserer emotionalen und mentalen Gesundheit

Eine der wichtigsten Aufgaben des REM-Schlafes ist die emotionale Verarbeitung von Situationen aus unserem Leben. Dabei waren sich Forscher lange Zeit nicht einig, ob es der REM-Schlaf ist, der diese Aufgabe erledigt oder sind es die Träume?

Inzwischen konnte die Forscherin Rosalind Cartwright darlegen, dass es die Träume über genau diese Situationen sind, die dafür sorgen, dass wir uns zwar noch daran erinnern können, unsere emotionale Verbindung dazu jedoch verloren geht. Herausgefunden hat sie dies in Forschungsarbeiten mit Patienten, die unter einem Trauma litten.

Träume haben damit die Aufgabe, dass wir emotionale Dinge vergessen, die unser Gehirn und unseren Gemütszustand nicht über Jahre belasten sollen.

Aber auch die Träume, in denen wir nicht noch einmal dieselben Situationen unseres Lebens durchleben, dienen der emotionalen Verarbeitung. Also auch wenn wir kuriose Dinge träumen, so behandeln die Träume dennoch Emotionen, Ängste, Sorgen und Wünsche, die uns beschäftigen und helfen, dass wir uns mit diesen auseinandersetzen.

Das können Verlustängste sein, der Wunsch nach einer Partnerschaft oder nach einem erfolgreicheren Leben.

Emotionen deuten

Studien haben zudem gezeigt, dass der REM-Schlaf und die Träume dafür sorgen, dass wir Emotionen anderer Menschen deuten können. Der REM-Schlaf hilft, dass die Gehirnregionen für Emotionen am nächsten Tag wieder richtig arbeiten und wir verschiedene Emotionen voneinander unterscheiden können.

Schlafmangel und damit gleichzeitig ein Mangel an REM-Schlaf ist daher besonders schlimm, wenn Du in einem Beruf arbeitest, der emotional ist bzw. bei dem Du viel mit Menschen zu tun hast.

Hier ist es uns ein besonderes Anliegen, genau diese Berufsgruppen und Arbeitgeber zu sensibilisieren, sich mit dem Thema Schlaf auseinanderzusetzen.

Aufgabe Nr. 2 der Träume ist das Lösen von Problemen und die Förderung der Kreativität.

Der Spruch „*Noch einmal drüber schlafen*" hat unter anderem hier seinen Ursprung und hängt damit zusammen, dass wir morgens plötzlich die Lösung für ein Problem haben, das uns am Abend zuvor noch gequält hat.

Während des REM-Schlafs und mithilfe der Träume, „denkt" unser Gehirn über bereits bestehendes Wissen nach. Der Schlafforscher Matthew Walker hat hierfür ein sehr gutes Beispiel:

Kleine Kinder können bekanntlich sehr gut Sprachen lernen, ihnen fällt das sehr leicht. Sie wenden die ganzen Grammatikregeln meist von ganz alleine an, ohne dass ihnen jemand das Konjugieren von Verben oder bestimmte Zeitformen explizit beigebracht hat. Das macht das Gehirn von alleine im Traumschlaf, indem es die am Tag angewendete Sprache analysiert und die Regeln erkennt.

Im Erwachsenenalter ist es eher so, dass wir in den Träumen Lösungen für am Tag bestehende Probleme finden oder mit dem bekannten „*Aha-Moment*" aufwachen, auch wenn wir uns nicht daran erinnern, die Lösung explizit geträumt zu haben.

Förderung der Kreativität

REM-Schlaf und die Träume fördern die Kreativität. Das zeigen die kreativen und zum Teil unlogischen Träume, was daran liegt, dass die Gehirnbereiche für Kreativität im Traum besonders aktiv sind.

Um das zu überprüfen haben Schlafforscher Probanden z. B. während des REM-Schlafs oder während des Tiefschlafs geweckt und sofort eine kreative Aufgabe lösen lassen. In diesem Fall mussten sie durcheinander gebrachte Buchstaben wieder in ein sinnvolles Wort ordnen. Diejenigen, die während des REM-Schlafs geweckt wurden, schnitten stets besser ab.

Hierbei musst Du wissen:

Werden wir im Schlaf in einer Schlafphase geweckt, ist der Körper nicht auf Knopfdruck wach, sondern braucht einige Minuten, bis der Wachzustand den Schlafzustand überwiegt. Der Test der Schlafforscher dauerte nur 90 Sekunden und fand unmittelbar nach dem Wecken statt, sodass der Körper noch im REM-Schlaf oder Tiefschlaf und nicht wirklich wach war. Solche Tests sind daher wissenschaftlich anerkannt.

Dieses langsame Wechseln vom Schlaf- in den Wachzustand ist auch der Hauptgrund dafür, die Schlafqualität der letzten Nacht nicht unmittelbar nach dem Aufstehen zu bewerten: Der Körper braucht immer einige Minuten, um richtig wach zu werden – auch nach einer guten Nacht!

Was passiert in unserem Körper und Gehirn, wenn wir träumen?

Wir träumen vor allem, aber nicht nur, im REM-Schlaf. In dieser Schlafphase sind andere Gehirnregionen aktiv als etwa in der Wachphase oder auch im Leicht- oder Tiefschlaf.

So zeigen im Traumschlaf besonders vier Gehirnregionen eine starke Aktivität. Das sind die Gehirnbereiche für:

- Visualisierung, also visuell-räumliches Denken

- Bewegung und Motorik

- Der Hippocampus, der fürs Lernen und das Gedächtnis verantwortlich ist. Daher kommen in unserem Träumen Dinge vor, die wir kennen.

- Und ganz besonders die Regionen für Emotionen. Dieser Bereich ist im Traumschlaf sogar 30 % aktiver als im Wachzustand!

Im Traumschlaf nur gering aktiv sind die Gehirnregionen, die für rationales und logisches Denken verantwortlich sind. Deshalb passieren in Träumen auch sehr ungewöhnliche Dinge, die absolut unlogisch und unmöglich sind.

Das haben Schlafforscher in den vergangenen Jahren dank moderner Magnetresonanztomographie, kurz MRT, herausgefunden, bei dem Studenteilnehmer während des Schlafens in einer Röhre liegen und ihre Gehirnaktivität gemessen werden kann.

So kann die Forschung mittlerweile voraussagen, welche Art von Traum Du hast. Ob Du Dich im Traum viel bewegt hast oder eher einen emotionalen Traum hattest. Dafür liegen gewisse Muster vor, nach denen man sagen kann: Wenn die Gehirnaktivität folgendermaßen aussieht, dann träumst Du gerade ungefähr dieses und jenes. Den exakten Inhalt jedoch kann man (noch) nicht voraussagen. Das ist doch beruhigend zu wissen, oder?

Wenn schon Andere nicht wissen können, was Du exakt geträumt hast, so interessiert Dich aber bestimmt, was Deine Träume bedeuten, oder?

Träume deuten – Warum träumen wir was?

Was sagen Träume über unser Leben aus und was bestimmt eigentlich den Inhalt unserer Träume? Das klären wir nun.

Wie wir eben bereits gelernt haben, sind im Traum auch die Gehirnregionen aktiv, die für die Gedächtnisbildung verantwortlich sind. Auf den ersten Blick kann man daher vermuten, dass wir im Traum Ereignisse vom Tag „wiedererleben", damit sie sich im Gedächtnis festigen.

Diese Theorie hatte auch schon Siegmund Freud, der als einer der einflussreichsten Traumforscher des 20. Jahrhunderts gilt. Aber ist da auch was dran?

Nein. Das haben vor allem Studien des Schlafforschers Robert Stickgold ergeben. Er hat 29 Studenten über 14 Tage hinweg ihre

Träume am nächsten Morgen aufschreiben lassen. Nur in 2 % der Träume kamen die Ereignisse des Tages vor. Es gilt insgesamt als gesichert, dass Träume nicht zur Gedächtnisbildung beitragen.

Aber von was Träumen wir denn dann?

Wir träumen von und über unsere emotionale Verfassung. Während des gleichen Experiments hat sich auch gezeigt, dass sich in unseren Träumen sehr häufig die emotionale Verfassung widerspiegelt, mit der wir uns am Vortag auseinandergesetzt haben bzw. mit der wir ins Bett gegangen sind.

Wenn wir träumen, sind die Gehirnbereiche für Kreativität und Emotionalität besonders aktiv, ebenso die Bereiche zur Gedächtnisbildung, während die Bereiche für rationales Denken kaum Aktivität aufzeigen. Unser Gehirn „mischt" sich dann etwas zusammen. Dabei bedient es sich dem Gedächtnis, deshalb kommen bekannte Dinge im Traum vor, der Kreativität, deshalb kommen neue, unbekannte Situationen vor und der Emotionalität.

Diese 3 Komponenten:

- Kreativität

- Gedächtnis

- Emotion

bilden die Kernkomponenten des Inhalts Deines Traums. Dass der Inhalt dann zuweilen „unlogisch" wird, liegt daran, dass die Bereiche für rationales Denken während des REM-Schlafs kaum aktiv sind.

Dass die emotionale Verfassung im Traum vorkommt und aufgearbeitet wird, hat den Grund darin, dass dies eine von zwei Aufgaben des REM-Schlafs bzw. der Träume ist. Wenn Du das nächste Mal etwas Kurioses geträumt hast und Dich fragst, was das soll, frage Dich also:

Welche Emotion, welches Gefühl von Dir könnte dadurch versucht worden sein, aufzuarbeiten? Oft ist es auch etwas, was uns unterbewusst beschäftigt, wir aber gerne verdrängen.

Eine Frage finden wir noch wichtig zu klären:

Beeinflusst Alkohol das Träumen?

Dass Alkohol keine gute Einschlafhilfe ist, hast Du bereits im Kapitel *Schlaf und Ernährung* gelernt:

- Alkohol stört die natürliche Abfolge der Schlafphasen und

- macht Deinen REM-Schlaf unruhiger bzw. unterdrückt den REM-Schlaf.

Welche Auswirkungen das auf Deine Träume hat, das schauen wir uns nun an.

Was passiert in der REM-Phase? Richtig, dort finden die intensivsten und längsten Träume statt, deshalb heißt der REM-Schlaf ja auch Traumschlaf. Wie wirkt Alkohol darauf ein?

Nun, wenn Alkohol in Deinem Körper verstoffwechselt wird, produziert der Körper zwei Stoffe:

- Ketone

- und sogenannte Aldehyde.

Diese Aldehyde stören die Fähigkeit unseres Gehirns, REM-Schlaf zu produzieren. Damit hast Du unter Alkoholeinfluss weniger REM-Schlaf und damit weniger Träume.

Bei täglichem Alkoholkonsum kann dies sogar dazu führen, dass sich der angestaute REM-Schlafdruck am Tag abbaut. Die Folge sind dann Halluzinationen oder Wahnvorstellungen.

So weit soll es bei Dir natürlich nicht kommen. Aber wie wichtig dem Körper sein REM-Schlaf ist, zeigt auch folgender Fakt:

Machen Alkoholiker einen Entzug durch, dann haben sie in dieser Zeit besonders viel REM-Schlaf und viele Träume. Schlafforscher nennen dies dann einen REM-Schlaf-Rebound bzw. REM-Schlaf Rückprall. Dieser Effekt passiert nicht nur bei Alkoholentzug, sondern auch, wenn Du einmal weniger schläfst und dann einige Nächte besonders viel. Dein Körper möchte sich den REM-Schlaf immer wiederholen.

Merke:

Alkohol führt zu weniger lebhaften Träumen, da diese im REM-Schlaf stattfinden, Alkohol diese Schlafphase jedoch unterdrückt und hinauszögert.

Albträume

Albträume sind nervig, treten aber hin und wieder auf. Treten sie häufig auf, können sie zur Belastung werden und Schlafstörungen begünstigen, weil wir geradezu Angst davor haben, einzuschlafen und wieder einen Albtraum zu erleben. Was Albträume sind, wie Du sie verhinderst und behandelst, darum geht es in diesem Kapitel.

Was sind Albträume?

Albträume sind zunächst nichts Anderes als normale Träume. Nur eben mit negativen Erlebnissen und Erfahrungen behaftet. Wir werden verfolgt, verhaftet oder sterben.

Im Kindesalter treten Albträume weitaus häufiger auf als bei Erwachsenen. Nur 5% der Erwachsenen berichten von regelmäßigen Albträumen, das heißt jede Woche. Wer unter einer psychischen Krankheit leidet, hat wesentlich öfter Albträume. Albträume treten besonders im REM-Schlaf und damit vor allem gegen Ende der Nacht auf.

Aber warum ist das so? Können wir nicht einfach nur positiv träumen?

Wer ist schuld an Albträumen?

Schuld an Albträumen und sogenannte Auslöser sind oft bestimmte Ereignisse, meist traumatische und negative. Dazu gehört etwa der Einsatz in einem Kriegsgebiet, Naturkatastrophen, Unfälle oder der Tod eines nahen Angehörigen. Aber auch Stress-Situationen wie Prüfungsstress kann dazu führen, dass wir in diesen Phasen die immer gleichen, negativen Träume erleben.

Weitere Risikofaktoren für Albträume:

Alkohol

Alkohol unterdrückt bekanntlich den REM-Schlaf. Da der REM-Schlaf für unseren Körper aber extrem wichtig ist, holt er sich diesen mit einem REM-Schlaf-Rebound zurück. Das führt zu längeren REM-Schlafphasen in der zweiten Nachthälfte bzw. in den darauffolgenden Nächten und damit zu lebhafteren Träumen.

Wenig Aktivität am Tag und unzureichende Schlafdauer

In einer Studie konnte ein Zusammenhang von zu wenig Bewegung und der Wahrscheinlichkeit von Albträumen festgestellt werden. Woran liegt das? Trainieren wir, braucht unser Körper mehr Tiefschlaf zur Regeneration und verringert dabei die REM-Schlafphasen. Weniger REM-Schlaf = weniger Albträume.

Zu lange solltest Du jedoch auch nicht schlafen, denn auch eine unzureichende Schlafdauer scheint ein Risikofaktor für Albträume zu sein. Warum?

Bei zu viel Schlaf, das bedeutet mehr als 9 Stunden, haben wir viel REM-Schlaf und damit mehr und lebhaftere Träume.

Ängste und Sorgen

Wie wir uns im letzten Kapitel über Traumdeutung und Inhalt von Träumen schon angeschaut haben, nehmen wir unsere Emotionen mit in die Nacht und in unsere Träume. Es ist erwiesen, dass wir eher Albträume und negative Träume haben, wenn wir mit negativen Emotionen ins Bett gehen. Ängste und Sorgen, das Grübeln im Bett erhöhen damit die Wahrscheinlichkeit, dass wir auch über das träumen, was uns vom Einschlafen abhält.

Weitere Risikofaktoren | Zusammenfassung:

- Belastende Alltagsereignisse
- Psychische Erkrankungen
- Traumatische Erlebnisse
- Alter – Kinder haben eher Albträume als Erwachsene
- Geschlecht – Frauen grübeln mehr und leiden daher auch eher unter Albträumen!
- Bestimmte Medikamente – Beipackzettel lesen!

Albträume behandeln und loswerden

Neben der Minimierung der Risikofaktoren, gibt es auch Therapien. Bei Albträumen, die ab und zu auftreten, ist das weniger relevant, als bei Albträumen, die dauerhaft auftreten und dafür sorgen, dass Dein Energieniveau am Tag darunter leidet.

Die aktuell erfolgreichste Therapie kannst Du sogar selbst machen, ohne einen Arzt oder Psychotherapeuten.

Die Therapie heißt IRT und steht für *Imagery Rehearsal Therapy*. Dabei wird der immer wieder auftretende Albtraum aufgeschrieben, eine Lösung für die Situation gefunden und über einen Zeitraum von 2 Wochen 1-2 x am Tag vorgelesen und sich damit beschäftigt. Nach 2 Wochen sollte der Albtraum dann verschwunden sein.

Eine andere Art der Therapie ist die Konfrontation mit der Situation, die immer wieder auftritt. Natürlich nur, sofern es möglich ist. Wenn der Albtraum eine Situation in der Vergangenheit betrifft, kannst Du nicht in die Vergangenheit reisen.

In beiden Fällen hilft das Beschäftigen mit dem Albtraum dabei, dass der Horror seinen Schrecken verliert.

So schliefen unsere Vorfahren

Im Kapitel *Schlaftypen* hast Du schon erfahren, dass unser modernes Leben mit viel künstlichem Licht wohl ursächlich dafür ist, dass es heute eine so große Spanne zwischen den Schlaftypen gibt.

Wir von Schlafonaut sind insgesamt sehr große Fans davon, wieder *back to the roots* zu gehen. All die Hilfsmittel wie Nahrungsergänzungsmittel oder Blaulichtfilterbrillen sind schön und gut. Aber diese bräuchten wir gar nicht, wenn wir uns alle etwas an dem orientieren, wie Menschen früher gelebt haben. Denn zu dieser Zeit hat Schlaf auch ohne viele Hilfsmittel funktioniert und die Menschen haben sich wahrscheinlich erheblich weniger Gedanken um ihren Schlaf gemacht als wir heute: Und trotzdem – oder gerade deshalb? – haben sie gut geschlafen.

Klar, wir können die Zeit nicht mehr zurückdrehen und heute nur noch so gut es geht versuchen, im Einklang mit der Natur zu leben. Dennoch finden wir einen Blick in die Vergangenheit super spannend. Du auch? Cool, dann schauen wir uns nun an, wie unsere Vorfahren geschlafen haben.

Unsere Vorfahren hatten kein künstliches Licht. Sie schliefen daher bereits kurz nach Einbruch der Dunkelheit, weil sie ganz natürlich müde wurden. Bis es aber wieder hell werden würde, dauerte es noch 10 bis 12 Stunden – so viel Schlaf braucht unser Körper gar nicht, extreme Sportler einmal ausgenommen. In der Folge wurden die Menschen meist nach 4 bis 5 Stunden wieder wach. Hier hatten sie gerade den Großteil der erholsamen Tiefschlafphasen genossen.

Nun blieben sie 2 bis 3 Stunden wach. Dabei schauten sie nach den Tieren, unterhielten sich, hatten Sex, besuchten Nachbarn, etc. Anschließend schliefen sie noch einmal 3 bis 4 Stunden, ehe sie der Sonnenaufgang auf natürliche Weise weckte. Diese zweite Schlafeinheit wurde auch „zweiter Schlaf" genannt.

Woher man das weiß? Durch Selbstexperimente und Studien. Eine sehr bekannte Studie dazu ist die des US-amerikanischen Psychiaters Thomas Wehr. Dabei schliefen die Versuchsteilnehmer, nach einer kurzen Umstellungszeit, 8 Stunden pro Nacht – in zwei Blöcken, dazwischen waren sie 1 bis 2 Stunden wach. Simuliert wurde dieses Szenario, in dem die Teilnehmer von 18.00 Uhr bis 8.00 Uhr in einer dunkel gehaltenen Umgebung verbringen mussten. Ungefähr so wie es auch bei uns im Winter ist, wenn das liebe künstliche Licht nicht wäre...

Studien dazu wurden in den vergangenen Jahren vor allem mit heute noch traditionell lebenden Urvölkern in Afrika und Südamerika gemacht. Der Vollständigkeit sei gesagt, dass dieser biphasische Schlaf nicht in allen Studien bestätigt wurde. Unter Fachkreisen ist das Thema ein durchaus kontrovers diskutiertes. Wir können nicht in die Zeit reisen und auch in historischen Berichten kommt biphasischer Schlaf mal vor, mal nicht.

Fazit

Das Schlafen in zwei Blöcken, biphasischer Schlaf, ist das Ergebnis, wenn die Nacht länger andauert als das Schlafbedürfnis unseres Körpers. Diese „Art von Schlaf" Schlaf ist wohl der, den wir eigentlich ausüben sollten, wenn uns die Erfindung des künstlichen Lichtes nicht zu einem monophasischen Schlaf (Schlaf an einem Block, in einer Phase), so wie wir ihn heute kennen, erzogen hätte.

Aber ist das denn schlimm? Nein. Der monophasische Schlaf ist zwar noch verhältnismäßig neu für unseren Körper, dennoch haben sich Milliarden Menschen daran schon gewöhnt und auch unser Körper scheint damit sehr gut umgehen zu können. Die Wissenschaft sieht jedenfalls keinen gesundheitlichen Schaden darin, 8 Stunden am Stück zu schlafen. Wir müssen daher nicht zum biphasischen Schlaf zurückkehren, weil das wohl natürlicher sei. Für die meisten Menschen wäre es ohnehin nur schwer umsetzbar.

Wichtig, bitte mitnehmen:

Es ist ganz natürlich, wenn Du nachts wach wirst, vor allem nach 4 bis 5 Stunden. Nicht immer liegt eine Schlafstörung dahinter. Vielleicht liegt es einfach daran, dass Dein Körper in Sachen Schlaf noch im Mittelalter lebt... Solange Du problemlos wieder einschlafen kannst, brauchst Du Dir keine Gedanken machen. Durchschlafen ist ein Mythos und Aufwachen in der Nacht nicht immer gleich eine Krankheit!

Die Zukunft des Schlafens

Die Digitalisierung macht auch vor dem Thema Schlafen nicht Halt. Einen ersten Eindruck, was alles möglich ist, hast Du bereits im Kapitel *Den Schlaf messen* erhalten. Das ist nur der Anfang. Es wird immer mehr Methoden und Möglichkeiten geben, den Schlaf noch besser zu verstehen, ihn zu analysieren und damit Verbesserungspotenzial aufzuwerfen. An diesen Daten sind viele Interessengruppen interessiert.

- Krankenkassen
- Unternehmen
- Mediziner
- Du und ich

Ist das gut oder schlecht? Wir finden diese Entwicklung sehr, sehr positiv. Jedes noch bessere Verständnis über den Schlaf ermöglicht es, noch mehr Menschen mit Schlafproblemen zu helfen. Durch eine verbesserte Vermessung des Schlafes ist es kostengünstig möglich, seinen Schlaf objektiv bewerten zu lassen. Das Ergebnis ist oft ein anderes als das subjektive Empfinden. So kann vielen Menschen schnell die Sorge genommen werden, mit ihrem Schlaf stimme etwas nicht. Andererseits bietet es Potenzial, schnell und einfach Probleme zu erkennen, ohne einen Arzt aufsuchen zu müssen oder lange Zeit Schwierigkeiten mit dem Schlaf einfach hinzunehmen. Kann das nicht auch negativ sein? Klar! Auch in Zukunft ist die Vermessung des Schlafes fehleranfällig und ungenau. Dies sollte man stets bedenken, bevor man sich von den vielen Daten unnötig verunsichern lässt.

Insgesamt entwickelt sich das Thema Schlaf immer weiter und wird in immer mehr Lebensbereiche integriert (werden). Ist der Schlaf heute noch ein Thema, mit dem sich viele Menschen nur bewusst oder eben gar nicht beschäftigen, wird es uns in Zukunft dadurch gelingen, das Thema ganz selbstverständlich zu betrachten.

Schulen werden die Bedeutung des Schlafes in ihren Unterricht integrieren. So wie es heute ganz normal ist, dass sich Schulen den Folgen von Alkohol oder Zigaretten widmen, wird es in Zukunft selbstverständlich sein, dass es Thementage und -wochen über die Folgen von Schlafmangel gibt.

Was wird noch passieren?

Der Power Nap wird gesellschaftskonform werden. Durch noch flexiblere Arbeitszeiten, eine globalisierte Welt und die Digitalisierung werden traditionelle Arbeitsmodelle weiter durchbrochen. Dies bringt für die heutige Zeit ungewöhnliche Schlafmuster mit sich, wird jedoch viele positive Effekte auf die Schlafqualität und Produktivität von Unternehmern und Angestellten mit sich bringen. Wir werden diese Entwicklung nur begrüßen.

Das Schlafzimmer wird smart. Smart Home ist bereits heute in aller Munde. Für das Schlafzimmer kann dies folgendes bedeuten:

- Automatische Erkennung, ob der Schlafende schnarcht
- Messen der Schlafenszeit
- Automatische Temperatur- und Lichtregulierung mit wenig blauem Licht am Abend und Aufstehen mit Sonnenlicht
- ...

Hinzu kommen neue, vielleicht sogar individualisierte Nahrungsergänzungsmittel. Auch die Bestimmung des genetischen Chronotypen wird immer realistischer. Es bleibt also spannend.

Die besten Schlaftipps auf einen Blick

Dieses Kapitel ist vor allem für jene, die Bücher gerne NICHT von vorne bis hinten durchlesen und einfach nur schnell die wichtigsten Informationen aufschnappen möchten. Falls Du zu dieser Kategorie gehörst und das Buch schnell bis hierhin geblättert hast: Ich habe an Dich gedacht. Hier gibt es nun die besten Schlaftipps auf einen Blick. Falls Du das Buch von Anfang an bis hier gelesen hast, dann ist dieses Kapitel eine Zusammenfassung der im Buch überall verstreuten Tipps zu einem gesunden Schlaf.

Meide das Smartphone und blaues Licht am Abend

Blaues Licht macht und hält Dich wach und verzögert die Produktion des Schlafhormons Melatonin am Abend. Das kann zu Einschlafproblemen führen. Smartphone und Co. mit ständigen Benachrichtigungen können das Entspannen am Abend behindern. Eine smartphone-freie Zeit ab 1 Stunde vor dem Zubettgehen ist sicher eine Überlegung Wert, oder?

Du möchtest das noch einmal genauer nachlesen? Im Kapitel *Schlafhygiene* habe ich Dir das ausführlich erklärt.

Smartphone ausschalten

Schalte Dein Smartphone zum Schlafen aus, mindestens aber in den Flugmodus. Das Thema Elektrosmog, WLAN-Strahlung & Co. ist ein sehr kontroverses. Jeder Mensch scheint darauf unterschiedlich zu reagieren. Manche merken etwas, Andere nicht.

Fakt ist aber, dass Strahlung sich auf unseren Körper auswirkt. Auch wenn wir viele Effekte dafür nicht direkt merken oder es mit der Strahlung in Verbindung bringen. So gibt es zum Beispiel Studien, die eine Auswirkung von Strahlung auf unsere Zirbeldrüse zeigen. Die Zirbeldrüse ist verantwortlich für die Produktion von Melatonin. Wenn Du das weißt (und das tust Du nach diesem Buch), sollte klar sein, dass Strahlung am Abend und erst recht beim Schlafen minimiert werden sollte.

Ich persönlich habe einen Effekt vom Smartphone neben dem Bett gemerkt. Immer wieder bin ich wach geworden, obwohl ich doch als Schlafcoach wissen müsste, was zu tun ist. Versuchsweise habe ich nur eine Sache in den kommenden Nächten geändert: Das Smartphone in den Flugmodus. Ob ich die kommenden Nächte durchgeschlafen habe? (Also das, was Du nach Lektüre des Kapitels *Durchschlafprobleme* und *So schliefen unsere Vorfahren* noch als Durchschlafen bezeichnen möchtest). Ja, das habe ich. Probiere es gerne einmal aus. Selbst wenn Du keinen Effekt merkst, wird sich Dein Körper langfristig freuen, wenn er es in der Nacht einmal mit weniger Strahlung zu tun hat.

Fertige eine To-Do Liste an und stoppe das Grübeln

Sind wir doch mal ehrlich: Der Hauptgrund für Einschlafprobleme ist das Grübeln am Abend. Auch ich kann mich nicht davon freisprechen. Irgendwie ist das Bett über die Jahre der „perfekte" Ort geworden, um über Probleme, Ängste und Sorgen nachzudenken. Aber warum ist das so und lässt sich das lösen?

Warum ist das so?

Schuld an den negativen Gedanken sind zum einen unsere Hormone (schon wieder, ja...) und zum anderen unser Tagesablauf. Beginnen wir mit den Hormonen:

Für gute Laune, positive Gedanken und Zufriedenheit sorgen vor allem die Glückshormone Dopamin und Serotonin. Serotonin bildet unser Körper vor allem am Tag aus der Aminosäure L-Tryptophan, die wir über die Nahrung zu uns nehmen. Am Abend jedoch wird das Serotonin in das Schlafhormon Melatonin umgewandelt. In der Folge hat Dein Gehirn weniger Glückshormone und Du damit tendenziell schlechtere Laune und negativere Gedanken. Das ist biologisch nun einmal so. Da kannst Du schwer eingreifen. Aber vielleicht lässt sich an Grund Nr. 2 für das Grübeln am Abend etwas machen. Schauen wir uns zunächst den zweiten Grund an.

Grund Nr. 2 für das Grübeln ist unser Tag

Heutzutage setzen wir unser Gehirn den ganzen Tag über Reizen aus. Wir gehen ständig einer Beschäftigung nach, hetzen vielleicht von einer Aufgabe zur nächsten, der Tag ist durchgeplant mit Arbeit, Sport, Haushalt Kochen, Lernen und Freizeit. Haben wir doch einmal Langeweile, so schauen wir fern, YouTube Videos oder beschäftigen uns mit dem Smartphone. Ja, ich überspitze das etwas.

Im Laufe des Tages sammelt sich so einiges in Deinem Gehirn an. Viele Gedanken, Ideen, Sorgen und Ängste, die Dir Dein Gehirn mitteilen möchte. Dazu hat es jedoch kaum Gelegenheit, wenn Du Dich stets mit etwas ablenkst oder beschäftigst. Wann war Dein letzter Moment der Stille? Wann warst Du das letzte Mal oder bist Du am Tag mit Deinen Gedanken alleine, ohne Reize von außen? Das ist oft erst im Bett der Fall. Dann, wenn Du eigentlich schlafen möchtest, kommt alles aus Deinem Gehirn, was sich den Tag über angesammelt hat.

Das lässt sich sehr gut lösen, indem Du den Moment der Stille z. B. 20 bis 30 Minuten nach vorne verschiebst. Setze Dich an einen Tisch, mache all die Musik um Dich herum aus, etc. Sammele Deine Gedanken und schreibe sie gegebenenfalls auf. Das befreit ungemein und Du schließt den Tag gedanklich ab.

Zusätzlich kann auch das Anfertigen einer To-Do Liste für den morgigen Tag unheimlich befreien. Oft sind es jene Punkte, die uns wachhalten:

- Ist an alles gedacht?
- Was steht morgen alles an?
- Schaffe ich alles rechtzeitig?
- ...

Sinn und Zweck einer To-Do Liste

Die Idee der To-Do Liste habe ich mir nicht ausgedacht. Auch die Wissenschaft war schon der Meinung, dass dies eine gute Möglichkeit sei, Einschlafprobleme der Vergangenheit angehören zu lassen. Also haben sie eine Studie dazu durchgeführt. Dazu haben sie sich freiwillige Studenten geschnappt und diese in zwei Gruppen unterteilt.

Gruppe Nr. 1 hat vor dem Einschlafen eine To-Do Liste mit den Dingen angefertigt, die sie am nächsten Tag erledigen müssen.

Gruppe Nr. 2 hat eine Liste mit den Dingen angefertigt, die sie am Tag geschafft haben. Sie sollten sich so quasi in Erinnerung rufen, welchen Fortschritt sie heute erzielt haben und mit einem guten Gefühl ins Bett gehen, um so das Einschlafen zu beschleunigen.

Welche Gruppe schlief nun schneller ein? Das Ergebnis hat die vorherigen Vermutungen der Forscher bestätigt.

Gruppe Nr. 1, die sich die stressvollen Gedanken an den morgigen Tag von der Seele geschrieben hat, schlief nach 16 Minuten ein. Gruppe Nr. 2, die ihre erfolgreichen Tätigkeiten vom Tag aufgelistet haben, benötigte dagegen 25 Minuten.

Je länger und detaillierter die Liste mit den Aufgaben für den morgigen Tag war, desto schneller schliefen die Personen aus Gruppe 1 ein. Wichtig ist also, dass Du nicht nur schreibst:

„Aufstehen – Schule – Fussball – Lernzettel schreiben", sondern das so ausführlich machst, dass genau das in der Liste enthalten ist, was Dich sonst immer wachhält. Klingt kompliziert, ich mache ein Beispiel und verbessere die „Liste" von gerade:

Beispiel

- Morgen um 7.00 Uhr aufstehen, Tasche ist gepackt

- Mittagessen aus dem Kühlschrank einpacken

- 7.45 Uhr aus dem Haus gehen

- 13.00 Uhr Meeting bei Herrn Müller – Notizen liegen in der Schublade im Büro

- Bis 17.15 Uhr Arbeit

- Danach zur Apotheke das Rezept einlösen – liegt im Portemonnaie

- Anschließend nach Hause – Sportsachen packen und ab zum Fußball mit den Jungs

- Gegen 20.00 Uhr zu Hause, Gemüse mit Reis machen

- Anschließend Klavier spielen

Das soll helfen. Aber woran liegt das?

Die Psychologen, die sich mit dieser Studie beschäftigt haben, sagen, dass wir uns mit einer solchen To-Do-Liste den Kopf befreien. Unser Gehirn beschäftigt sich gerne mit Dingen, die wir noch nicht abgeschlossen haben oder uns noch bevorstehen. In der Fachsprache heißt das „Zeigarnik-Effekt". Das führt bei vielen von uns zu einem Gedankenkarussell am Abend und schließlich zu Einschlafproblemen.

Wenn wir alle unsere zu erledigenden Aufgaben nun so detailliert wie möglich aufschreiben, macht unser Gehirn quasi einen Haken hinter die Aufgabe und nervt uns damit nicht beim Einschlafen.

Vielleicht klappt das nicht von jetzt auf gleich, aber probiere es doch einmal eine Woche aus.

Klar ist aber auch:

Diese Technik hat Schwächen. Sorgen über Deine Zukunft, Liebekummer, Angst vor der Prüfung am nächsten Morgen – all das kann die To-Do Liste weder abbilden noch unterbinden. Wenn Du unbedingt grübeln möchtest, dann hilft auch keine Liste. Wenn Du aber ohnehin schon weißt, dass Du grübeln wirst, dann verschiebe es wenigstens vor das Schlafengehen.

Statt Deine Gedanken aufzuschreiben, kannst Du vorher auch einfach spazieren gehen oder Sport treiben. Auch in diesen Momenten beschäftigen wir uns oft mit unseren Gedanken, haben jedoch noch etwas mehr Serotonin im Körper und schütten durch sportliche Betätigung gleichzeitig Dopamin aus. Damit kommen die Gedanken gleich etwas positiver im Gehirn an.

Ermüde Dich

Wie im Kapitel über den Sport gelernt: Wer viel Energie verbraucht, der steigert seinen Schlafdruck und damit das körperliche Bedürfnis nach Schlaf. Fühlst Du Dich abends nicht ausreichend müde oder keiner der anderen Einschlaftipps will helfen, dann kann mehr Bewegung ein Ansatz sein, das Einschlafen zu fördern. Schon häufig in unseren Coachings erlebt: Die Tage mit Einschlafproblemen waren die, an denen man quasi den ganzen Tag über nichts gemacht hat.

Erlebe das Ende des Tages bewusst

Während Arbeitnehmer sich auch oft nach Feierabend (gedanklich) mit der Arbeit beschäftigen, sind es bei jungen Menschen eher Hausaufgaben oder das Lernen, das noch in den Abend geschoben wird.

Wie beim Schlaftipp mit der To-Do Liste baut dieser Tipp darauf auf, dass die letzte Stunde(n) vor dem Schlafengehen bewusst und ohne große Ablenkung wahrgenommen werden. Während wir bei der To-Do Liste die Sorgen und Aufgaben auf einen Zettel notieren, dient dieser Tipp eher dem bewussten Abschalten und entspannen.

Nicht bis kurz vor dem Schlafengehen lernen, an einer Hausarbeit schreiben, Home-Office machen oder mitgebrachte Dinge von der Arbeitsstelle erledigen und dann ins Bett fallen. Entspannung ist das Zauberwort, das uns in eine gute Stimmung fürs Einschlafen bringt. Versuche also für Dich festzulegen, dass eine Stunde vor der Zubettgehzeit, alle (unangenehmen) Aufgaben für diesen Tag erledigt sind und erst am nächsten Tag fortgesetzt werden. Die letzte Stunde am Abend gehört stets einer entspannenden Tätigkeit. Das kann ein (Hör-) Buch sein, ein warmes Bad, ein Tee und gute Musik, das Gespräch mit dem Freund oder Freundin, etc.

Höre einen Podcast oder ein Hörbuch

Ein Podcast oder Hörbuch beim Einschlafen hat unglaublich viele Vorteile. Du bist keinem Blaulicht ausgesetzt, weil Du nicht auf den Bildschirm schauen musst. Dein Gehirn ist abgelenkt und es wird Dir sehr viel schwerer fallen, ins Grübeln zu geraten. Du bildest Dich durch den Podcast oder das Hörbuch im besten Fall sogar weiter und findest mit einem positiven Gefühl in den Schlaf. Klingt doch super, oder? Ist definitiv einen Versuch wert und vor allem zu empfehlen, wenn Du eine nachdenkliche Person bist. Dank Spotify sollte das in der heutigen Zeit kein Problem mehr darstellen. Aber auch bei Audible von Amazon, YouTube, Soundcloud, etc. findest Du zum einen spezielle Einschlafpodcasts, zum anderen aber auch generelle Podcasts und Hörbücher zu einem Deiner Lieblingsthemen.

Gewöhne Dir ein Ritual an

Unser Körper mag kaum etwas mehr als Regelmäßigkeit. Dann kann er seine inneren Uhren wunderbar takten und weiß, was ihn erwartet. So spart er zudem Energie für Neues und Unbekanntes. Mit einem Einschlafritual, am besten noch verbunden mit regelmäßigen Schlafenszeiten, gibst Du Deinem Körper jeden Tag den gleichen Reiz der Entspannung. Mit der Zeit ist es genau dieser Reiz, der dem Körper das Signal gibt, dass der Schlaf bevorsteht. Wenn Dir Einschlafritual zu esoterisch klingt und Du meinst, das sei nur etwas für alte Leute, dann nenne es von mir aus anders. Abendroutine, wie klingt das?

Nimm ein warmes Bad oder Dusche warm kurz vor dem Schlafengehen

Nach einem warmen Bad oder einer warmen Dusche fällt Deine Körpertemperatur schneller ab als üblich. Das kann beim Einschlafen helfen. Zudem führt das Bad oder die Dusche bei den meisten Menschen zu einem entspannenden Gefühl und kann wunderbar in ein Einschlafritual integriert werden.

Mache die Heizung aus oder öffne das Fenster

Ein kaltes Schlafzimmer war bei mir einer der schnellsten und effektivsten Methoden, meinen Schlaf zu verbessern. Ich habe dafür keinen wissenschaftlichen Beleg, weil ich nicht vorher und nachher im Schlaflabor war. Es ist jedoch unbestritten, dass der Körper bei einer niedrigeren Raumtemperatur von 14 – 18 ° C besser schläft. Dabei unterstützt Du den natürlichen Prozess, dass der Körper zum Schlafen die Körpertemperatur absenkt. Probiere es noch heute Nacht aus.

Beende Deinen Sport so früh wie möglich

Sport am Abend erhöht Deine Körpertemperatur und Du schüttest das Stresshormon Cortisol aus. Beides stört das Einschlafen erheblich. Achte daher darauf, das Zeitfenster zwischen Ende des Sports und Einschlafen so groß wie nur möglich zu halten. Mehr dazu in den Kapiteln *Sport und Schlaf* und *Schlafhygiene*.

Sorge für eine ruhige Schlafumgebung oder probiere weißes Rauschen

Es gibt sie: Menschen, die überall und auch bei Lärm schlafen können. Versuche jedoch, Deine Schlafumgebung so ruhig wie möglich zu gestalten. Lärm beeinflusst nicht nur das Einschlafen, sondern auch in der Nacht die Qualität Deines Schlafes. Wenn Du trotz geschlossener Fenster und Türen keine geräuschlose Atmosphäre schaffen kannst, probiere es mit speziellen Schlafkopfhörern oder weißem Rauschen.

Versuche es mit beruhigen Düften

Der Duft des Lavendel ist wohl die bekannteste duftende Schlafhilfe. Lavendel wirkt nicht nur als Tee oder Extrakt in Tabletten beruhigend. Die natürlichen ätherischen Öle (kein synthetisches Öl!) wirken beruhigend und werden in vielen Schlafprodukten verwendet. So gibt es spezielle Kissen, aber auch Sprays. Der wohltuende Duft fördert die Entspannung und damit das Einschlafen. Weitere schlaffördernde Düfte sind Bergamotte, Sandelholz, Weihrauch und Mandarine. Da sollte etwas für Dich dabei sein.

Traumreise

Statt zu grübeln oder Schäfchen zu zählen, kannst Du Deiner Phantasie freien Lauf lassen. Eine Visualisierung von eigenen Geschichten, zum Beispiel eine Reise ans Meer, entspannt und verhindert das Grübeln und sorgt für positive Gedanken. Die ersten Male ist das vielleicht noch etwas schwierig. *„Woran soll ich denn denken?"* Da gibt es keine Regeln. Eine schöne Geschichte, die Du gerne erleben möchtest oder in naher Zukunft erleben wirst, ist sehr gut geeignet. Der nächste Urlaub, das Treffen mit einem Freund. Du kannst Dir auch vorstellen, wie Dein Leben ist, wenn Du weiter an Deinen Zielen arbeitest. Hauptsache, Deine Phantasie wird angeregt und positive Gedanken erzeugt.

Meide große Mahlzeiten 3 bis 4 Stunden vor dem Schlafengehen

Mit vollem Bauch einschlafen. Auch hier schwören viele darauf, wohl genährt ins Bett zu hüpfen. Hast Du jedoch Probleme beim Einschlafen, versuche das Zeitfenster zwischen letzter großer

Mahlzeit und Einschlafen auf 3 bis 4 Stunden zu vergrößern. So lange benötigt der Körper für eine Art Grundverdauung. Im Schlaf kann sich Dein Körper dann besser auf andere Aufgaben konzentrieren. Zudem erhöht ein voller Magen beim Liegen die Wahrscheinlichkeit für Sodbrennen.

Meide Koffein nach 16.00 Uhr

Manche Menschen trinken auch vor dem Einschlafen noch eine Tasse Kaffee und schlafen dann wie ein Baby. Auf die meisten Menschen trifft das nicht zu. Stattdessen wirkt Koffein bis zu 6 Stunden später noch in Deinem Gehirn. Dort stört es den Botenstoff Adenosin, der uns Müdigkeit signalisiert und damit beim Einschlafen hilft.

Kaffee ist bei Einschlafproblemen jedoch keineswegs verboten. Bis in den frühen Nachmittag darfst Du gerne 2 bis 3 Tassen trinken. Bedenke jedoch, dass auch andere Lebensmittel viel Koffein enthalten. So sollte der Liter Cola am Abend ebenso Tabu sein wie Grüner und Schwarzer Tee.

Mache es Dir Dunkel

(Fehlendes) Licht ist der stärkste Taktgeber unserer Inneren Uhr. Zeige Deinem Körper, dass bald Nacht ist.

Wechsel Deine Bettwäsche (öfter)

Hört sich super simpel an, was soll das denn bringen? Ein frisch bezogenes Bett, am besten noch nach einer abendlichen Dusche, löst bei vielen Menschen ein wohlwollendes und entspannendes Gefühl aus. Ich kann da auch nur aus Erfahrung sprechen: Ich schlafe sehr gerne in einem frisch bezogenen Bett. Schnelleres Einschlafen als üblich ist hier fast schon vorprogrammiert.

Nutze einen Lichtwecker

Nutze einen Lichtwecker / Aufwachwecker. Schaffst Du es nicht, eines der Hauptziele dieses Buches zu erreichen: Aufwachen ohne Wecker – so schaffe Dir zumindest einen Lichtwecker an. Dieser ahmt, je nach Einstellung, 30 Minuten vor dem eigentlichen Wecker einen Sonnenaufgang nach. Dein Körper wird durch das Licht natürlich auf das Aufwachen vorbereitet. Viele Menschen wachen damit schon vor dem Weckton auf und fühlen sich sanfter aus dem Schlaf geholt. Vor allem für die subjektive Schlafqualität ein nicht unerheblicher Faktor. Auch wenn Du trotzdem noch den Wecker brauchst, kann das zusätzliche Licht Dein Gefühl beim Aufwachen sehr positiv beeinflussen.

Was es sonst noch gibt

Neben diesen Tipps gibt es mit Sicherheit noch zahlreiche, die Du im Internet finden kannst. Manche mehr, manche weniger wissenschaftlich fundiert. Doch irgendwo muss auch dieses Buch einmal aufhören. Es ist aber auch nicht nötig, zum Glück, alle Schlaftipps umzusetzen, am besten noch gleichzeitig.

Das ist das Schöne beim Schlafen. Es gibt eine große Bandbreite an Tipps, die helfen können. Du kannst Dir jene Tipps aussuchen, die Dir am besten gefallen und die Du am einfachsten in Deinen Alltag integrieren kannst. Und dann heißt es ausprobieren und vor allem dranbleiben!

Schlusswort

Herzlichen Glückwunsch! Wenn Du das Buch bis zu dieser Seite gelesen, hast Du bereits eine wichtige Eigenschaft gezeigt, die für den Schlaf unheimlich wichtig ist: Disziplin

Nur wer die nötige Disziplin mitbringt, den Schlaf schädigende Verhaltensweisen dauerhaft zu unterlassen und gleichzeitig schlaffördernde Verhaltensweisen in seinen Alltag zu integrieren, kann Schlafprobleme bekämpfen und erholsamen Schlaf erleben.

Ich hoffe, dass Du aus diesem Buch folgende Punkte mitgenommen hast:

- Schlaf ist unheimlich wichtig für Deine Gesundheit – es ist die Basis eines gesunden und erfolgreichen Lebens.

- Viele Schlafprobleme sind hausgemacht und das Ergebnis von schlechten Gewohnheiten.

- Schlafprobleme lassen sich nicht über Nacht lösen. Schlechte Gewohnheiten haben sich über einen langen Zeitraum entwickelt. Daher dauert es auch seine Zeit, bis Schlafprobleme gelöst und gesunde Gewohnheiten wieder in den Alltag integriert wurden.

- Im Bereich Schlaf kannst Du sehr viel selbst tun. Mit den richtigen Verhaltensweisen in den Bereichen Ernährung, Licht und Bewegung und damit einer sehr guten Schlafhygiene legst Du den Grundstein für eine erholsame Nacht.

- Wenn Du bis zu diesem Buch geglaubt hast, dass der Tag nichts mit der Nacht und dem Schlaf zu tun hat, bist Du jetzt hoffentlich anderer Meinung. Der Tag bestimmt die Nacht und umgekehrt.

- Um gut schlafen zu können, sind keine teuren Investitionen nötig. Wie so oft im Leben, gilt auch beim Schlaf: Die besten Dinge sind kostenlos. Sowohl der Schlaf als auch die Verhaltensweisen, die einen guten Schlaf fördern, kosten nichts. Es sind keine Nahrungsergänzungsmittel oder bestimmte technische Geräte für einen guten Schlaf nötig. Sie können den Schlaf noch einmal auf ein größeres Level heben, sind aber nur die Spitze der Schlafoptimierung. Es gibt daher keine Ausrede: Guten Schlaf kann sich jeder leisten.

- Das Schlafzimmer hat einen viel geringeren Einfluss auf Deinen Schlaf als Du vielleicht denkst. Klar, die Basics sollten abgedeckt sein: Kühl, gut gelüftet und so dunkel wie möglich. Ansonsten hat Dein Verhalten einen viel größeren Einfluss. Das Bett samt Matratze und Kissen ist bei Schlafproblemen meist nur dann relevant, wenn Du dadurch körperliche Schmerzen hast, etwa an Rücken oder Nacken. Auf Deinen Wohlfühlfaktor und Deine wahrgenommen Schlafqualität hat es jedoch großen Einfluss.

- Die Zukunft des Schlafes ist positiv. Dank moderner Wissenschaft und Technik verstehen wir den Schlaf immer besser und können noch mehr Menschen bei ihrem Schlaf helfen. Durch Schlaftracker kann jeder seinen Schlaf beobachten und verbessern. Das Bewusstsein für die Bedeutung des Schlafes wird in der Gesellschaft wachsen. Damit werden Schlafprobleme seltener.

Du möchtest noch mehr über den Schlaf erfahren, hast Feedback zu diesem Buch, möchtest mit uns zusammen an Deinem Schlaf arbeiten oder hast ein sonstiges Anliegen?

Wir freuen uns auf Deine E-Mail an: crew@schlafonaut.de

Joe und Fabian von Schlafonaut

Lexikon + Stichwortverzeichnis

5-HTP

Diese Abkürzung steht für 5-Hydroxy-Tryptophan. Klingt kryptisch, ist das jetzt ein Biologiebuch? Zum Glück nicht. 5-HTP spielt eine wichtige Rolle bei der körpereigenen Produktion des Schlafhormons Melatonin. Unser Körper bildet es aus der Aminosäure L-Tryptophan als Vorstufe des Glückshormons Serotonin, aus dem am Abend schließlich Melatonin entsteht.

Mehr über die Entstehung von 5-HTP und was Du tun kannst, damit Dein Körper davon viel herstellen kann, erfährst Du im Kapitel *Schlaf und Ernährung*.

Auch als Nahrungsergänzungsmittel wird 5-HTP oft beworben. Die Studienlage dazu ist jedoch eher dünn, weswegen L-Tryptophan und andere Nahrungsergänzungsmittel vorzuziehen sind.

Arzt

Sollte man bei Schlafproblemen nicht eher zum Arzt gehen als einen Schlafcoach aufzusuchen oder ein Buch zu lesen? Gute Frage. Bei Schlafkrankheiten auf jeden Fall, da gibt es keine zwei Meinungen. Bei lang anhaltenden Schlafproblemen, bei denen partout nichts hilft, ebenfalls. Möchtest Du jedoch Deinen Schlaf optimieren, oder eine erste Hilfe bei Schlafproblemen haben, ist ein Allgemeinmediziner oft nicht der passende Ansprechpartner. Das liegt einfach daran, dass der Schlaf im Medizinstudium nur spärlich behandelt wird. Schon häufig hatten wir Coachees, die vor einiger Zeit Schlaftabletten verschrieben bekommen haben, aber gar nicht wussten, wie diese im Gehirn und auf den Schlaf wirken.

Im Grunde steht ein Arzt bei Schlafproblemen ebenfalls vor einem großen Rätsel, dass das alles und nichts bedeuten kann. Problem nur: Ein Arzt hat meist nicht die nötige Zeit, sich umfassend mit Deiner Schlafhygiene, Deinem Stressniveau, Deinen Routinen und Deinem Alltag zu beschäftigen. Die Behandlung sieht dann oft leider so aus, dass reine Symptombekämpfung und keine Ursachenbehandlung vorgenommen wird. Das ist nur unsere Erfahrung, die freilich nicht für alle Ärzte spricht! Wir raten zu einem Besuch eines Mediziners, der von sich aus sagt (auf seiner Webseite, etc.), dass Schlaf eines seiner Spezialgebiete ist.

ASMR

ASMR ist die Abkürzung für Autonomous Sensory Meridian Response und bezeichnet eine Entspannungsmethode, bei dem das Gehirn wohltuend auf bestimmte Geräusche, Stimmen oder Berührungen reagiert. Eine deutsche Übersetzung für ASMR gibt es nicht, die Abkürzung hat sich mittlerweile auch in Deutschland etabliert. Oft ist auch von „Kopforgasmus" oder einem „Kribbeln im Hinterkopf" die Rede.

Vor allem bei Frauen ist ASMR mittlerweile eine sehr beliebte Einschlafhilfe. Nicht für jeden etwas, aber definitiv einen Versuch wert. Mehr erfährst Du im Unterkapitel *Am Abend entspannen*. Auch unsere Podcastfolge dazu kann ich Dir nur ans Herz legen.

Auf dem Boden schlafen

Es muss nicht immer das Bett sein. Erstaunlich viele Menschen schlafen ohne Bett(-gestell), in Japan ist das traditionell sehr verbreitet. Dort schläft man auf sogenannten Futons oder Tatamis. Vorteil ist vor allem der sparende Platz, aber auch die Flexibilität der Schlafstätte und dass meist auch ohne Kissen und damit ohne (unnatürliche) Stütze für den Kopf geschlafen wird. Probleme mit dem Schlafen auf dem Boden haben meist Seitenschläfer, insbesondere wenn keine Unterlage verwendet wird, die sich der Körperform anpasst. Auch ältere Menschen benötigen dann doch ein Bettgestell, vor allem zum besseren Aufstehen.

Ausschlafen

Macht doch jeder, oder? Gefühlt, ja. Gut für Deinen Schlaf ist das auf Dauer nicht. Das erfährst Du ausführlich im Kapitel *Schlafhygiene*.

Eine allgemeingültige Definition für Ausschlafen gibt es nicht. Wer davon spricht, sich „noch einmal auszuschlafen", meint meist, zwei bis vier Stunden mehr zu schlafen als sonst. Dahinter steckt oft der Wunsch, verpassten Schlaf aufzuholen und dem Körper wieder die Erholung zu geben, die er braucht. Ob man Schlaf überhaupt nachholen kann, erfährst Du im Kapitel *Schlafmythen*.

Was zudem belegt ist: Regelmäßiges Ausschlafen, und damit bedeutend ein wechselnder Schlafrhythmus, begünstigt zahlreiche chronische Krankheiten.

Bett

Das Bett ist nicht nur eine Wohlfühloase, sondern wesentlicher Einflussfaktor für Deine Schlafqualität. Obwohl wir ein Drittel unseres Lebens darin verbringen, machen sich die wenigsten Menschen beim Kauf ihres Bettsystems (Lattenrost, Kissen, Zudecke, Matratze und Bettgestell) viele Gedanken und bestehen auf individuell auf ihre Schlafposition und ihren Körper angepasste Produkte. Das ist schade. Im Unterkapitel *Bettsystem* erfährst Du die Grundlagen eines guten Bettsystems sowie Tipps und Anreize, mehr auf individuell auf Dich abgestimmte Produkte zu achten.

Binaurale Beats

Binaurale Beats sind keine klassische Einschlafhilfe, werden aber vor allem unter „Schlafoptimierern" immer beliebter. Auch bei Power Naps werden sie häufig eingesetzt, um schneller einschlafen zu können.

Bei binauralen Beats handelt es sich um Töne, die in Deinem Gehirn entstehen, wenn zwei leicht unterschiedliche Frequenzen zur selben Zeit abgespielt werden. Die Differenz der Frequenzen muss dabei unter 30 Hertz betragen. Nur wenn das der Fall ist, entstehen diese Beats in Deinem Gehirn. Beträgt die Differenz mehr als 30 Hertz, dann hörst Du die unterschiedlichen Frequenzen heraus und es klingt schräg.

Konkret bedeutet das: Wird auf Deinem linken Ohr ein Ton mit einer Frequenz von 410 Hertz abgespielt und auf dem rechten Ohr 420 Hertz, entstehen binaurale Beats mit einer Frequenz von 10 Hertz. Je nach Differenz unterscheidet sich das Anwendungsgebiet der Beats. Bei einer sehr niedrigen Differenz eigenen sich die Binauralen Beats zum Einschlafen (siehe auch Unterkapitel *Schlafphasen*, niedrige Gehirnwellen = Entspannung), größere Differenzen eigenen sich, um sie beim konzentrierten Lernen zu hören.

Wenn Du Binaurale Beats einmal ausprobieren möchtest, findest Du entsprechende Apps für Dein Smartphone kostenlos im App Store aber auch auf YouTube wirst Du nach Tönen und Musik mit binauralen Beats fündig.

Biphasischer Schlaf

Das Aufteilen des Schlafes in zwei Phasen bezeichnen man als biphasischen Schlaf. Forschungen ergaben, dass wir Menschen vor der Erfindung des künstlichen Lichts wohl so geschlafen haben. Aus dem einfach Grund, weil es schlicht länger dunkel war als der Mensch Schlaf braucht. So schliefen die Menschen erst einige Stunden, waren dann wieder wach und schliefen noch einmal einige Stunden. Gedanken über Durchschlafprobleme haben sich die Menschen damals wohl kaum gemacht. Mehr dazu erfährst Du im Kapitel *So schliefen unsere Vorfahren*. Auch heute noch beschreiben viele Menschen ihren Schlaf als biphasisch, wenn sie einen Power Nap in ihren Alltag integrieren.

Das Gegenteil von biphasischer Schlaf ist monophasischer Schlaf, schlafen in nur einer Phase in der Nacht, wie es die meisten Menschen heutzutage ausüben.

Blaues Licht

Blaues Licht bezeichnet ein bestimmtes Lichtspektrum. Es ist vor allem in Tageslicht und künstlichen Lichtquellen enthalten. Es macht wach und ist für unseren Körper ein Signal, ob Tag oder Nacht ist. Am Abend solltest Du es unbedingt meiden. Unserer Meinung nach ist Blaues Licht in der Gesellschaft ein noch viel zu unterschätztes Thema und ein Schlafräuber. Lies unbedingt das Kapitel *Schlafhygiene*.

Cannabidiol

Cannabidiol, besser bekannt unter der Abkürzung CBD, ist ein Nahrungsergänzungsmittel bei Schlafproblemen. Cannabidiol wird aus der Hanf-Pflanze gewonnen und in der Regel als Öl eingenommen. Es ist legal erhältlich, hat keine berauschende Wirkung wie „normales" Cannabis, soll aber die gleichen positiven Effekte für unsere Gesundheit haben. Ein aktuell noch kontrovers diskutiertes Werkzeug zur Lösung von Schlafproblemen. Vielen Menschen hat es aber bereits geholfen. Mehr dazu im Kapitel *Nahrungsergänzungsmittel*.

Coaching

Ein Schlafcoaching ist das, was wir von Schlafonaut anbieten. Dieser Text gerade ist daher etwas Eigenwerbung. Was wird in einem Coaching gemacht und für wen ist es das Richtige?

In einem Schlafcoaching – persönlich oder digital über Telefon oder Skype und Co. gehen wir Deinen Schlaf gemeinsam an. Wir lassen Dich nicht mit einem Videokurs oder diesem Buch alleine und sagen Dir: „*Schau, da steht alles, was Du wissen musst*". Kann man machen. Ob das dauerhaft zielführend ist, sei dahingestellt. Stattdessen analysieren wir Deinen Schlaf, stellen gezielte Nachfragen, erklären Dir den Schlaf, finden heraus, wo der Schuh drückt und entwickeln einen Plan, wie wir Deinen Schlaf wieder auf 100 % bringen. Dabei begleiten wir Dich – wenn gewünscht – über mehrere Wochen, damit Du auch wirklich in die Umsetzung kommst und immer einen Ansprechpartner und jemanden hast, der Dich auch an Dinge erinnert, damit Du Dein Ziel erreichst.

Ein solches Coaching ist für Dich das richtige, wenn Du

- leichte Schlafprobleme, schon vieles ausprobiert hast und Du einen auf Dich zugeschnittenen Erfolgsplan suchst.
- Deinen Schlaf verbessern möchtest, aber nicht weißt, wo und wie Du anfangen sollst.
- Grundsätzliche Fragen rund um den Schlaf hast und jemanden suchst, der sie Dir beantworten kann.
- Einen dauerhaften Ansprechpartner und eine Begleitung rund um Deinen Schlaf suchst.

Das Coaching ist nichts für Dich, wenn Du derzeit Medikamente gegen Schlafprobleme nimmst oder Dich in ärztlicher Behandlung deswegen befindest. So, das war's auch schon mit der Eigenwerbung. Mehr Informationen findest Du bei uns auf der Homepage.

Durchschlafen

Durchschlafen ist ein Mythos. Waaaas? Ja, tatsächlich. Unser Körper wacht in der Nacht im Schnitt bis zu 28 mal auf. Du kannst Dich am Morgen nur nicht daran erinnern. Mehr dazu im Kapitel *Durchschlafprobleme*. Warum auch längere Wachphasen nicht per se etwas Schlechtes sind, erfährst Du im Kapitel *So schliefen unsere Vorfahren*.

Einschlafen

Einen Schalter zum Einschlafen, den hätte wohl jeder von uns gerne. Leider – oder zum Glück? – gibt es den nicht. Bis zu 30 Minuten zum Einschlafen zu brauchen ist zwar nervig, gilt aber noch als normal und nicht als Schlafstörung, die behandelt werden muss. Mehr darüber erfährst Du im Kapitel *Das passiert im Schlaf*. Möchtest Du schneller einschlafen, empfehle ich Dir vor allem die Kapitel *Schlafhygiene* und *Einschlafprobleme*.

Grübeln

Grübeln ist eines der häufigsten Ursachen für Einschlafprobleme. Klassische Tipps dagegen sind das Aufschreiben der Gedanken bereits vor dem Schlafengehen oder just in dem Moment, wenn das Grübeln auftritt. Sport am frühen Abend, Stressbewältigung und ein hohes Entspannungsniveau am Abend helfen ebenfalls vorbeugend. Weitere Tipps findest Du im Unterkapitel *Am Abend entspannen* sowie im Kapitel *Die besten Schlaftipps auf einen Blick.*

Innere Uhr

Die Innere Uhr in unserem Körper ist so etwas wie ein Steuerelement. Die wichtigste Innere Uhr sitzt in unserem Gehirn und steuert die vielen anderen inneren Uhren in unseren Körperzellen. Damit werden viele wichtige Prozesse im Körper koordiniert. Anhand bestimmter Taktgeber, dazu gehört vor allem Tageslicht, weiß unser Körper, wie viel Uhr es ist und welche Prozesse er steuern muss. Ein natürlicher Umgang mit Licht ist daher extrem wichtig, um dieses sensible System in Takt zu halten. Ein wechselnder Schlafrhythmus, ständige Reisen durch verschiedene Zeitzonen und viel Licht am Abend stören deshalb den Schlaf. Lies unbedingt die Kapitel *Die Innere Uhr* und *Schlafhygiene.*

Koffein

Koffein gilt als Schlafkiller, weil es im Gehirn bestimmte Rezeptoren besetzt, die uns eigentlich Müdigkeit mitteilen sollen. Wie funktioniert Koffein genau und ab wann solltest Du vorsorglich nicht mehr zu Kaffee oder Grünen Tee greifen? Das klären wir im Kapitel *Schlaf und Ernährung.*

Magnesium

Magnesium ist in unserem Körper an jedem Prozess beteiligt, der mit Energie zu tun hat. Unglaublich, oder? Kein Wunder also, dass Magnesium auch im Schlaf eine wichtige Rolle spielt. Es kann zum Beispiel Deinen Cortisolspiegel unten halten und ist bei der

Produktion des Schlafhormons Melatonin beteiligt. Mehr dazu erfährst Du in den Kapiteln *Schlaf und Ernährung* sowie *Nahrungsergänzungsmittel.*

Melatonin

Melatonin ist das Schlafhormon, auch Dunkelhormon genannt. Es ist extrem wichtig, damit wir gut einschlafen können und der Tiefschlaf erholsam ist. Im Alter produzieren wir leider immer weniger Melatonin, auch die moderne Lebensweise stört die Produktion stark, Einschlafprobleme sind die Folge. Mittlerweile ist es vor allem als Nahrungsergänzungsmittel sehr beliebt, wobei wir hier nur zu einer temporären Einnahme raten und im jungen Alter eher die körpereigene Produktion unterstützen sollten. Lies unbedingt die Kapitel *Das passiert im Schlaf, Schlafhygiene, Nahrungsergänzungsmittel, Schlafprobleme im Alter* sowie das Unterkapitel *Jetlag.*

Nahrungsergänzungsmittel

Nahrungsergänzungsmittel, auch oft Supplemente genannt, sollen den Schlaf ganz einfach verbessern. Kapsel schlucken und schon schlafen wir besser – und das auch noch natürlich. Was es mit diesen, oft nicht ganz günstigen, Wundermitteln auf sich hat, erfährst Du im großen Kapitel *Nahrungsergänzungsmittel.* Was Du Dir in jedem Fall merken kannst: Guter Schlaf funktioniert nicht nur wegen diesen Hilfen. Sie sind, wie der Name schon sagt, nur Ergänzungen. Fehlt es an der Basis, vor allem einer guten *Schlafhygiene,* bringen auch Supplemente sehr wenig.

Pflanzen

Pflanzen im Schlafzimmer – Ja oder Nein? Wir sagen ja, solange Du keinen Dschungel einrichtest, es gemütlich findest und ein paar Kleinigkeiten beachtest. Die Pflanzen sollten nicht allzu geruchsintensiv und am besten pflegeleicht sein. Wir empfehlen da besonders gerne Efeu oder eine Bambuspalme. Besonders luftreinigend ist die Aloe Vera oder der Bogenhanf. Aber auch andere Pflanzen sind vollkommen okay.

Pflanzliche Schlafhilfen

Pflanzliches. Oft erste Hilfe bei leichten Schlafproblemen. Vor allem zur natürlichen Beruhigung und Entspannung am Abend eigenen sie sich. Am wirkungsvollsten haben sich Baldrian, Hopfen, Johanniskraut, Zitronenmelisse, Lavendel und Passionsblume herausgestellt. Wir empfehlen Tees mit diesen Pflanzen gerne als Abendtee.

Power Nap

Als Power Nap wird ein kurzer, maximal 20 Minuten dauernder Schlaf am Tag genannt. Diesem werden viele positive Effekte nachgesagt. Er eignet sich hervorragend zur Überbrückung Deines Mittagstiefs. Mehr dazu im Kapitel *Mittagsschlaf*.

REM-Schlaf

Der REM-Schlaf ist eine von vier Schlafphasen. Die Hauptaufgabe ist wohl die Verarbeitung unserer Emotionen. REM-Schlaf kommt die ganze Nacht über vor, aber vor allem in der 2. Nachthälfte. Ist Dir Deine emotionale Verfassung wichtig, solltest Du Deinen Schlaf daher nicht verkürzen. Im REM-Schlaf finden zudem die meisten und kuriosesten Träume statt. Mehr dazu in den Kapiteln *Das passiert im Schlaf* und *Das Land der Träume*.

Schlafhygiene

Schlafhygiene ist die Basis für einen guten Schlaf. Gemeint ist damit nicht ein sauberes Bett (das ist aber auch gut), sondern gesunde Verhaltensweisen, die einen guten Schlaf fördern. Verhaltensweisen, die den Schlaf eher stören, sollen stattdessen gemieden werden. Die wohl wichtigste Verhaltensweise im Rahmen der Schlafhygiene ist das Einführen von regelmäßigen Schlafenszeiten. Unser Leitsatz: Schlafhygiene verbessert Deinen

Schlaf und kostet nichts – außer Disziplin. Dem Thema habe ich ein eigenes Kapitel gewidmet: *Schlafhygiene.*

Schlafposition

Auf dem Rücken, dem Bauch oder doch auf der Seite? Für alle drei Schlafpositionen kann es gute Argumente aber auch Gegenargumente geben. Fakt ist, dass die Position Deines Körpers in der Nacht Schlafprobleme verursachen, aber auch lindern kann. Schlafen auf dem Rücken etwa schont zwar Deine Wirbelsäule, neigst Du jedoch zum Schnarchen, solltest Du besser auf der Seite liegen. Die richtige Schlafposition gibt es nicht. Sie ist oft Gewohnheit, sollte aber auf mögliche körperliche Probleme angepasst werden und auch bei der Auswahl Deiner Matratze und Deines Kissens unbedingt eine Rolle spielen.

Schlafqualität

Gut geschlafen? Woran machst Du das fest? An der Schlafdauer oder doch der Schlafqualität? Und wie misst man diese eigentlich? Lieber 7 Stunden gut schlafen als 9 Stunden schlecht, aber was ist guter und was ist schlechter Schlaf? Es ist kompliziert.

Eine einheitliche Definition für Schlafqualität gibt es nicht. Gemeint ist damit in jedem Fall, dass der Schlaf erholsam sein soll, störungsfrei und unser Körper die in Kapitel *Das passiert im Schlaf* erwähnten Aufgaben und Funktionen von Schlaf gut erledigen konnte.

Die Schlafqualität ist vor allem durch unser Gefühl am Morgen gekennzeichnet. Fühlen wir uns morgens gut und ausgeruht, kann der Schlaf so schlecht nicht gewesen sein. Daneben gibt es aber auch die Möglichkeit, die Schlafqualität eher analytisch zu sehen und sie objektiv messbar zu machen. Oder es zumindest zu versuchen. Mehr zur Schlafqualität erfährst Du im Kapitel *Den Schlaf messen.* Wie kannst Du Deine Schlafqualität erhöhen? Lies dazu unbedingt das Kapitel *Schlafhygiene* und halte Dich an all die Tipps.

Schlafrhythmus

„Endlich wieder einen guten Schlafrhythmus haben", der Wunsch vieler von Schlafproblemen Geplagten. Für einen guten und regelmäßigen Schlafrhythmus sind vor allem regelmäßige Schlafenszeiten (auch am Wochenende!) nötig, sowie das Wissen um den eigenen Schlaftyp. Oft sind es nur schlechte Gewohnheiten und mangelnde Disziplin, die dazu geführt haben, dass der Schlafrhythmus aus dem Ruder geraten ist. Das lässt sich aber binnen weniger Wochen wieder korrigieren, sofern nicht dauerhafte Schichtarbeit vorliegt. Denn da muss man individuell schauen. Lies dazu unbedingt die Kapitel *Innere Uhr* sowie *Schlafhygiene*.

Schlaftabletten

Ein schwieriges Thema. Wir sind keine Ärzte, daher gibt es in diesem Buch auch kein Kapitel über Schlaftabletten. Regelmäßig lehnen wir Coaching-Kunden ab, die derzeit Schlaftabletten nehmen. Viele unserer Kunden haben einmal welche eingenommen, oder ihnen wurden welche verschrieben, sie möchten diese aber nicht einnehmen. Immer wieder sind wir schockiert, dass die meisten gar nicht wissen, wie Schlaftabletten eigentlich funktionieren und warum sie nur letzte Lösung sein sollten. Kurzfristig helfen Schlafmittel wie Benzodiazepine, Zopiclon und Zolpidem, weil sie wirkungsvoll an GABA-Rezeptoren ansetzen. Langfristig unterdrücken sie jedoch den Tiefschlaf und den Traumschlaf in der ersten Nachthälfte und führen damit zwar zu Schlaf, aber zu weniger erholsamen. Schlafmediziner Dr. Weeß nennt Schlaftabletten in seinem Buch *„Schlaf wirkt Wunder"* treffend als *„künstlich herbeigeführte Entspannung"*.

In Deutschland nehmen über 1.000.000 Menschen regelmäßig Schlaftabletten, was auch dem Umstand geschuldet ist, dass die Tabletten abhängig machen können und mit der Zeit an Wirkung verlieren, man also immer mehr braucht. Jeder weitsichtig denkende Arzt sollte daher Änderungen im Schlafverhalten (*Schlafhygiene*), therapeutische Ansätze wie die kognitive Verhaltenstherapie und nicht abhängig machende Schlafmittel bevorzugen.

Schlaftracker

Schlaftracker sind in aller Munde. Sie überwachen Deinen Schlaf und am Morgen weißt Du, wie gut Dein Schlaf war. Leider fehlt es den meisten Trackern an Genauigkeit, vor allem hinsichtlich der Schlafphasen. Viele Menschen machen sich über die ausgewiesenen Werte zu viele Gedanken als auf ihr Gefühl zu vertrauen. Für Schlafoptimierer sind Tracker oft ganz sinnvoll, zur Behandlung von Schlafproblemen eignen sie sich für gewöhnlich nicht. Mehr dazu erfährst Du im umfangreichen Kapitel *Den Schlaf messen*.

Schlaftrunkenheit

Bei der sogenannten Schlaftrunkenheit handelt es sich um eine Schlafstörung, bei der man sich wirklich etwas betrunken fühlt und benimmt. Wer schlaftrunken ist, hat Probleme mit der Orientierung, fühlt sich benommen und macht Dinge, die er normalerweise nicht tun würde.

Diese Symptome zeigen sich in den ersten 15 Minuten nach dem Aufstehen am Morgen; aber auch in der Nacht beim Aufwachen aus einer Tiefschlafphase. Jeder von uns befindet sich nach dem Aufwachen immer noch einige Zeit in einem Übergang von Schlafen in Wachsein und ist etwas verwirrt oder unbeholfen. Normalerweise dauert diese Phase nur etwa eine Minute. Dauert sie länger und man schreit, macht wilde Bewegungen oder ist nicht ansprechbar, dann spricht man von Schlaftrunkenheit.

Warum Menschen schlaftrunken sind, da ist sich die Wissenschaft noch nicht sicher. In fast allen Fällen haben die Patienten auch andere dauerhafte Schlafprobleme, leiden unter Schnarchen oder Depressionen. Schlaftrunkenheit ist daher ein Hinweis auf eine andere Krankheit und sollte ärztlich abgeklärt werden, wenn dieser Zustand bei Dir öfter vorkommt.

Es gibt Medikamente, die dagegen helfen, aber auch das strikte Einhalten der Regeln der Schlafhygiene kann oft eine Besserung hervorrufen. Zusätzlich wird die Krankheit behandelt, auf die die Schlaftrunkenheit hingewiesen hat.

Bei Kleinkindern ist dieser verwirrte Zustand am Morgen übrigens vollkommen normal und gilt in der Regel als nicht behandlungsbedürftig.

Schlaftypen

Deine Gene und Dein Alter bestimmen Deinen Schlaftyp. Bist Du eher ein Frühaufsteher (Lerche) oder ein Spätaufsteher (Eule)? Ein spannendes Thema, das vor allem dann zu Problemen führt, wenn Dein soziales Leben und Dein Arbeitsbeginn von Deinem Schlaftyp abweicht. Ein ständiges Schlafdefizit kann dann die Folge sein. Künstliches Licht hat dazu geführt, dass immer mehr Menschen später ins Bett gehen und sich die Gesellschaft tendenziell in Richtung Eule entwickelt. Lies dazu unbedingt das Kapitel *Die Innere Uhr*.

Schlafzimmer

Der Ort, an dem Du in der Nacht bis zu acht Stunden verbringst. Die darin herrschende Temperatur, die Luft, das Licht und möglicher Lärm haben Einfluss auf Deinen Schlaf. Der Merksatz: Kühl, ruhig und dunkel soll es sein, hilft schon einmal, um die Basis für eine gute Schlafumgebung zu legen. Wir empfehlen noch ein oder zwei Pflanzen und das Kapitel *Das Schlafzimmer*.

Schwitzen

Schwitzen im Schlaf ist etwas ganz Natürliches. Unser Körper schwitzt am Tag Körperflüssigkeiten über die Haut aus, die Du mit Wasser wieder kompensierst. Das Selbe ist in der Nacht der Fall. Viele Menschen sind gerade am Morgen sehr durstig, geradezu ausgetrocknet. Kein Wunder: In der Nacht schwitzt unser Körper im Schnitt 500 ml Flüssigkeit aus, bei manchen Menschen sogar 1 Liter. Wie so vieles beim Schlafen, ist das Ausmaß also je nach Person sehr verschieden. Neben den Genen oder Krankheiten spielen aber auch externe Faktoren eine Rolle, die Du sehr einfach beeinflussen kannst. Dazu gehören vor allem das Raumklima (zu warm), das Bettklima (Zudecke, Kleidung) und die Ernährung. Helfen die folgenden Standardtipps nicht, um dem nächtlichen Schweiß ein Ende zu setzen, solltest Du unbedingt einen Arzt aufsuchen, um zum Beispiel krankhaftes, nächtliches Schwitzen (Schlafhyperhidrose) ausschließen oder ggf. behandeln zu können:

- Übermäßigen Verzehr von Alkohol, Nikotin und Kaffee/Koffein am Abend meiden.

- Stressfaktoren im Alltag und am Abend reduzieren.

- Den Abend entspannt ausklingen lassen; mit einem Bad, einem Buch, Musik, Gespräch mit den Liebsten.

- Leichtes, nicht scharfes Essen am Abend, mit möglichst großem Zeitabstand zum Zubettgehen.

- Schlafen in einem kühlen Raum mit leichter Kleidung und viel Baumwolle.

- Regelmäßige Schlafenszeiten angewöhnen.

Sekundenschlaf

Statistiken zu folge ist jeder fünfte Verkehrsunfall auf Schläfrigkeit zurückzuführen, nachts sogar jeder zweite. Um 03.00 Uhr nachts sowie zur Zeit Deines natürlichen Mittagstiefs ist die Gefahr am größten. Was kannst Du dagegen tun? Im Vorfeld genug schlafen. Niemals übermüdet ins Auto setzen. Power Naps nutzen, wenn Du merkst, dass Du Probleme hast, konzentriert und wach zu bleiben. Musik und „die Füße vertreten" geben Dir keine Energie zurück!

Sprechen im Schlaf

5 % aller Erwachsenen und sogar 50 % aller Kinder unter 10 Jahren sprechen im Schlaf. 100 %-ig erforscht ist das Phänomen noch nicht. Was man weiß:

- Wir sprechen vor allem in unserem REM-Schlafphasen, also wenn wir viel träumen. Unsere Worte haben daher meist mit dem Trauminhalt zu tun.

- Eine genaue Ursache für das nächtliche Sprechen gibt es nach Schlafforschern nicht. Sicher ist nur: Stress, Alkohol und hohes Fieber erhöhen die Wahrscheinlichkeit, dass wir nachts reden.

Das, was wir in der Nacht von uns geben, ist jedoch nicht immer ganz zu verstehen. Nur selten geben wir vollständige Sätze von uns, meist bleibt es bei Wortfetzen. Das liegt daran, dass im Schlaf unsere Muskeln schlaff sind – auch unsere Sprechmuskeln.

Insgesamt ist das Sprechen im Schlaf also für Dich harmlos. Je nach dem, wie laut und häufig Du sprichst, kann sich Dein Partner natürlich schon daran stören. Schlafforscher stufen dies jedoch nicht als eine Schlafstörung ein. Solange Du deswegen nicht schlechter schläfst oder nachts aufwachst, brauchst Du Dir also keine Sorgen zu machen.

Beeinflussen kannst Du das ohnehin nicht. Es gibt keine Medikamente oder Hausmittel dagegen. Du kannst nur darauf achten, abends die Risikofaktoren Stress und Alkohol zu reduzieren.

Therapiedecken

Therapiedecken, auch Gewichtsdecken genannt, sind 2019 wohl der Newcomer unter den Einschlafhilfen. Ursprünglich aus der Therapie von Autismus-Patienten kommend, nutzen immer mehr Mensch das wohlige Gefühl einer schweren Decke auf dem Körper. Die hochpreisigen Decken sind vor allem dann sinnvoll, wenn Du Probleme hast, im Bett zur Ruhe zu kommen. Ich habe den Decken im Unterkapitel *Den Abend entspannen* einen eigenen Absatz gewidmet.

Tiefschlaf

Der Tiefschlaf ist eine von vier Schlafphasen. Die Tiefschlafphasen kümmern sich vor allem um unsere körperliche Erholung. Damit möglichst jeder Mensch diese körperliche Erholung im Schlaf bekommt, findet der Tiefschlaf vor allem in der ersten Nachthälfte statt. Ganz schön clever von der Natur, oder? Im Tiefschlaf sorgen vor allem Wachstumshormone und das Schlafhormon Melatonin für maximale Erholung. Mehr über den Tiefschlaf erfährst Du im großen Kapitel *Das passiert im Schlaf*.

Weißes Rauschen

Eine sehr beliebte und wirksame Einschlafhilfe, vor allem bei Kindern. Wie der Name schon vermuten lässt, wird dabei ein Rauschen abgespielt. Falls Dir der Ton noch bekannt vorkommt: Es hört sich so an, als ob Du beim Fernseher oder Radio einen falschen Sender eingestellt hast. Heutzutage kannst Du diesen Ton mit Apps oder günstigen Geräten nachahmen. Dieser monotone Ton beruhigt und hilft daher vielen Menschen. Mehr dazu im Unterkapitel *Am Abend entspannen*.

Zeitumstellung

Auch wenn die Zeitumstellung bald passé sein soll, möchte ich noch ein paar Wörter darüber verlieren. Schließlich klagen über 64% über Schlafprobleme in den Tagen und Wochen nach dem Drehen an der Uhr. Warum ist das so?

Grund ist vor allem eine Abweichung der äußeren Uhr von unserer Inneren Uhr (siehe dazugehöriges Kapitel). Die Sommerzeit ist eine vom Menschen konstruierte Zeitgebung (treffender: Uhrgebung, die Zeit an sich können wir nicht umstellen), die unseren Organismus aus dem Rhythmus bringt. Unser Körper bekommt Reize, die er nicht gewohnt ist. Abends bleibt es bei Sommerzeit zum Beispiel länger hell als üblich, unser Körper bekommt gar nicht mehr das Gefühl dafür, dass gleich Schlafenszeit ist, weil alles um ihn herum hell ist.

Wer Schlaftyp Eule ist und daher eher später ins Bett geht, leidet von der Umstellung Ende März besonders. Ihm wird eine Stunde „geklaut", er muss also noch früher zu Bett gehen, obwohl er ohnehin schon Probleme hat, seinen späten Schlaftyp an das gesellschaftliche Leben mit frühem Aufstehen anzupassen. Die Folge: Einschlafprobleme.

Zeitumstellung schickt unseren Körper damit dauerhaft in eine andere Zeitzone, wir müssen früher aufstehen als uns lieb ist und noch mehr Menschen brauchen einen Wecker. Es ist nur zu befürworten, wenn das Drehen an der Uhr bald ein Ende hat und wir dauerhaft in Normalzeit leben.

Literaturverzeichnis

Christoph M. Bamberger: Schlafwunder – Hellwach im Alltag, Trias, 2017
Sascha Fast: Lebenswandel – Reflexion und Analyse, 2018
Michael Feld, Peter Young: beurer Schlafatlas 2017, südwest, 2017
Michael Feld: Dr. Felds große Schlafschule, GU, 2018
Ingo Fietze: Die übermüdete Gesellschaft, Rowohlt, 2018
Maximilian Gotzler: Biohacking – Optimiere dich selbst, Riva, 2018
Brigitte Holzinger, Gerhard Kölsch: Schlafcoaching, Goldegg, 2013
Arianna Huffington: The Sleep Revolution, Penguin Books, 2016
Katharina Kunzmann: Ab ins Bett, Goldmann, 2017
Nick Littlehales: SLEEP – Schlafen wie die Profis, Random House, 2018
Guy Meadows: Schlaf gut, Rowohlt, 2016
Christian Michalk: Gesundheit optimieren – Leistungsfähigkeit steigern, Springer, 2019
Maximilian Moser: Vom richtigen Umgang mit der Zeit, Allegria, 2017
Maximilian Moser: Das Geheimnis der Zirbe, Servus, 2018
Till Roenneberg: Das Recht auf Schlaf, dtv, 2019
Peter Spork: Das Schnarchbuch, Mabuse Verlag, 2019
Peter Spork: Wake up! – Aufbruch in eine ausgeschlafene Gesellschaft, dtv, 2016
Shawn Stevenson: Sleep Smarter, Hayhouse, 2016
Ulrich Strunz: Das schlaf gut Buch, Heyne, 2018
Albrecht Vorster: Warum wir schlafen, Heyne, 2019
Matthew Walker: Why We Sleep, Penguin Books, 2018
Hans-Günter Weeß: Schlaf wirkt Wunder, Droemer, 2018
Ysbrand van der Werf: Ausgeschlafen – Alles über guten Schlaf, Pamos, 2019
Chris Winter: The Sleep Solution, Penguin Books, 2017
Richard Wiseman: Superschlaf, Fischer, 2015
Jürgen Zulley: Mein Buch vom guten Schlaf, Goldmann, 2010

Studien

Die innere Uhr – Darum sind regelmäßige Schlafenszeiten so wichtig

https://www.ncbi.nlm.nih.gov/pubmed/23910656
https://www.ncbi.nlm.nih.gov/pubmed/6094014
https://www.ncbi.nlm.nih.gov/pubmed/6440029
https://www.ncbi.nlm.nih.gov/pubmed/3868509
https://www.ncbi.nlm.nih.gov/pubmed/2517256
https://www.ncbi.nlm.nih.gov/pubmed/2117644
https://www.ncbi.nlm.nih.gov/pubmed/1634995
https://www.ncbi.nlm.nih.gov/pubmed/10839367
https://www.ncbi.nlm.nih.gov/pubmed/1896511
https://www.ncbi.nlm.nih.gov/pubmed/29102282
https://www.ncbi.nlm.nih.gov/pubmed/26399404
https://www.ncbi.nlm.nih.gov/pubmed/10452330

Ausschlafen begünstigt chronische Krankheiten

https://www.ncbi.nlm.nih.gov/pubmed/30827911

Schlaftypen früher:

https://www.ncbi.nlm.nih.gov/pubmed/30061685

Das passiert im Schlaf
Schlafphasen

https://www.ncbi.nlm.nih.gov/pubmed/7185792

Hormone

https://www.ncbi.nlm.nih.gov/pubmed/28017916
http://europepmc.org/articles/PMC4313820
https://www.ncbi.nlm.nih.gov/pubmed/15583226
https://www.ncbi.nlm.nih.gov/pubmed/18564298
https://www.ncbi.nlm.nih.gov/pubmed/25705578
https://www.ncbi.nlm.nih.gov/pubmed/26818772
https://www.ncbi.nlm.nih.gov/pubmed/15602591
https://www.ncbi.nlm.nih.gov/pubmed/21632481
https://www.ncbi.nlm.nih.gov/pubmed/21550729

Lernen im Schlaf

https://www.ncbi.nlm.nih.gov/pmc/articles/PMC3880190/
https://www.ncbi.nlm.nih.gov/pubmed/29277652
https://www.ncbi.nlm.nih.gov/pubmed/25426055
https://www.ncbi.nlm.nih.gov/pubmed/22457736
https://www.ncbi.nlm.nih.gov/pubmed/15964485
https://www.ncbi.nlm.nih.gov/pubmed/15094486

Gesund und schön

https://www.ncbi.nlm.nih.gov/pubmed/21632713
https://www.ncbi.nlm.nih.gov/pubmed/21156746

Das Glymphatische System

https://www.ncbi.nlm.nih.gov/pubmed/24136970
https://www.ncbi.nlm.nih.gov/pubmed/26245965
https://www.ncbi.nlm.nih.gov/pubmed/24145859

Schlaf und Ernährung

https://www.ncbi.nlm.nih.gov/pubmed/22099463
https://pubs.niaaa.nih.gov/publications/arh25-2/101-109.htm
https://onlinelibrary.wiley.com/doi/abs/10.1111/acer.12006
https://www.ncbi.nlm.nih.gov/pubmed/24549722
https://www.ncbi.nlm.nih.gov/pubmed/24873820

Schlaf und Sport

https://www.ncbi.nlm.nih.gov/pubmed/29101797
https://www.ncbi.nlm.nih.gov/pubmed/23946713
https://www.ncbi.nlm.nih.gov/pmc/articles/PMC2883039
https://www.ncbi.nlm.nih.gov/pubmed/25028798
https://www.ncbi.nlm.nih.gov/pmc/articles/PMC3119836/
https://www.ncbi.nlm.nih.gov/pubmed/21731144
https://www.ncbi.nlm.nih.gov/pubmed/26325012
https://www.ncbi.nlm.nih.gov/pubmed/30888337

Schichtarbeit

https://www.ncbi.nlm.nih.gov/pubmed/25213642
https://www.ncbi.nlm.nih.gov/pubmed/25246026
https://www.ncbi.nlm.nih.gov/pubmed/26563802

https://www.ncbi.nlm.nih.gov/pubmed/29743318
https://www.ncbi.nlm.nih.gov/pubmed/29737884
https://www.ncbi.nlm.nih.gov/pubmed/25757950
https://www.ncbi.nlm.nih.gov/pubmed/25794454
https://www.ncbi.nlm.nih.gov/pubmed/5139293
https://www.ncbi.nlm.nih.gov/pubmed/11604480
https://www.ncbi.nlm.nih.gov/pubmed/25772446

Besser Schlafen auf Reisen

http://science.sciencemag.org/content/320/5879/1074
https://www.ncbi.nlm.nih.gov/pmc/articles/PMC3086113/
https://www.researchgate.net/publication/296706597_Lichttherapie
https://www.ncbi.nlm.nih.gov/pubmed/12076414

First-Night Effect

https://www.ncbi.nlm.nih.gov/pubmed/16171243
https://www.ncbi.nlm.nih.gov/pubmed/27700195
https://www.ncbi.nlm.nih.gov/pubmed/27112296
https://www.ncbi.nlm.nih.gov/pubmed/24211789

Schlafhygiene – Die Basis guten Schlafs

https://www.ncbi.nlm.nih.gov/pubmed/17925420
https://www.ncbi.nlm.nih.gov/pubmed/29101797
http://europepmc.org/articles/PMC4313820
https://www.ncbi.nlm.nih.gov/pubmed/28017916
https://www.ncbi.nlm.nih.gov/pmc/articles/PMC2430669/

Blaues Licht

https://www.ncbi.nlm.nih.gov/pubmed/18815716
https://www.ncbi.nlm.nih.gov/pmc/articles/PMC3588003/
https://www.ncbi.nlm.nih.gov/pmc/articles/PMC3529958/
https://www.ncbi.nlm.nih.gov/pmc/articles/PMC3047226/
https://www.ncbi.nlm.nih.gov/pubmed/28597081
https://www.ncbi.nlm.nih.gov/pubmed/28545364
https://www.ncbi.nlm.nih.gov/pubmed/23421783
https://www.ncbi.nlm.nih.gov/pubmed/23263622
https://www.ncbi.nlm.nih.gov/pmc/articles/PMC3081800/
https://physoc.onlinelibrary.wiley.com/doi/full/10.1111/j.1469-7793.2001.t01-1-00261.x

https://www.ncbi.nlm.nih.gov/pubmed/20030543

ASMR
https://www.ncbi.nlm.nih.gov/pubmed/29924796

Therapiedecken
*Positive Effects of a Weighted
Blanket on Insomnia* von Ackerley R, Badre G und Olausson H.

*Evaluating the Safety and Effectiveness of the
Weighted Blanket With Adults During an Inpatient
Mental Health Hospitalization* von Tina Champagne, Brian Mullen, Debra
Dickson & Sundar Krishnamurty

https://www.ncbi.nlm.nih.gov/pubmed/25022743

Mittagsschlaf, dass las sein – Power Nap ist Dein
https://www.ncbi.nlm.nih.gov/pubmed/9401427
https://www.ncbi.nlm.nih.gov/pubmed/16796222
https://www.ncbi.nlm.nih.gov/pubmed/12220317

Nahrungsergänzungsmittel
L-Tryptophan
https://www.ncbi.nlm.nih.gov/pubmed/469515
https://www.ncbi.nlm.nih.gov/pubmed/408839/
https://www.ncbi.nlm.nih.gov/pubmed/3090582
https://www.ncbi.nlm.nih.gov/pubmed/6764927

Melatonin
http://news.mit.edu/2005/melatonin
https://www.ncbi.nlm.nih.gov/pmc/articles/PMC3656905/
https://www.ncbi.nlm.nih.gov/pubmed/17875243
https://www.ncbi.nlm.nih.gov/pubmed/20712869
https://www.ncbi.nlm.nih.gov/pmc/articles/PMC4273450/
https://www.ncbi.nlm.nih.gov/pubmed/9844753
https://www.ncbi.nlm.nih.gov/pubmed/9430592

GABA

https://www.ncbi.nlm.nih.gov/pubmed/22203366
https://www.ncbi.nlm.nih.gov/pubmed/16971751

Magnesium

https://www.ncbi.nlm.nih.gov/pmc/articles/PMC3703169/
https://www.ncbi.nlm.nih.gov/pubmed/15119699
https://www.ncbi.nlm.nih.gov/pubmed/6527092
https://www.ncbi.nlm.nih.gov/pubmed/11794633

Pflanzliches

https://www.ncbi.nlm.nih.gov/pubmed/11003973
https://www.ncbi.nlm.nih.gov/pmc/articles/PMC2002515/
https://www.ncbi.nlm.nih.gov/pmc/articles/PMC3230760/
https://www.ncbi.nlm.nih.gov/pubmed/21294203

CBD

https://www.ncbi.nlm.nih.gov/pmc/articles/PMC5549367/
https://inforlife.eu/wp-content/uploads/2017/04/Cannabis-en-pijn-management.pdf
https://www.ncbi.nlm.nih.gov/pmc/articles/PMC2503660/
https://www.ncbi.nlm.nih.gov/pmc/articles/PMC5436334/
https://www.ncbi.nlm.nih.gov/pubmed/25061872
https://www.ncbi.nlm.nih.gov/pmc/articles/PMC4604171/
https://www.ncbi.nlm.nih.gov/pubmed/28349316
https://www.ncbi.nlm.nih.gov/pubmed/25237116
https://www.ncbi.nlm.nih.gov/pubmed/24845114
https://www.ncbi.nlm.nih.gov/pmc/articles/PMC5569602/

L-Glycin

https://onlinelibrary.wiley.com/doi/abs/10.1111/j.1479-8425.2006.00193.x
https://onlinelibrary.wiley.com/doi/full/10.1111/j.1479-8425.2007.00262.x
https://www.ncbi.nlm.nih.gov/pubmed/22293292
https://www.ncbi.nlm.nih.gov/pubmed/22529837
https://www.ncbi.nlm.nih.gov/pubmed/622050

L-Theanin

https://www.ncbi.nlm.nih.gov/pubmed/18006208
https://www.ncbi.nlm.nih.gov/pubmed/18841456
https://www.ncbi.nlm.nih.gov/pubmed/22285321
https://www.ncbi.nlm.nih.gov/pubmed/30707852
https://www.sciencedirect.com/science/article/pii/S1756464611000351
https://www.ncbi.nlm.nih.gov/pubmed/22214254

Adaptogene
Rosenwurz

https://www.ncbi.nlm.nih.gov/pmc/articles/PMC3660126/
https://www.ncbi.nlm.nih.gov/pubmed/17990195
https://www.ncbi.nlm.nih.gov/pubmed/19168123
https://www.ncbi.nlm.nih.gov/pubmed/26502953
https://www.ncbi.nlm.nih.gov/pubmed/20308973
https://www.ncbi.nlm.nih.gov/pubmed/19016404
https://www.ncbi.nlm.nih.gov/pubmed/11081987%20
http://www.altmedrev.com/archive/publications/6/3/293.pdf

Schlafbeere

https://www.ncbi.nlm.nih.gov/pubmed/22754076
https://www.ncbi.nlm.nih.gov/pubmed/17585686
https://www.ncbi.nlm.nih.gov/pubmed/28207892
https://www.ncbi.nlm.nih.gov/pubmed/23125505

Das Schlafzimmer

https://www.ncbi.nlm.nih.gov/pubmed/12142528
https://www.ncbi.nlm.nih.gov/pubmed/10885880
https://www.ncbi.nlm.nih.gov/pubmed/12142528

Den Schlaf messen

https://www.ncbi.nlm.nih.gov/pubmed/26158896
https://www.ncbi.nlm.nih.gov/pubmed/28326116
https://www.ncbi.nlm.nih.gov/pubmed/28323455

Elektrosmog

https://www.ncbi.nlm.nih.gov/pubmed/24105626
https://www.ncbi.nlm.nih.gov/pubmed/24927498
https://www.ncbi.nlm.nih.gov/pubmed/29138435
https://www.ncbi.nlm.nih.gov/pubmed/19345073
https://www.ncbi.nlm.nih.gov/pubmed/18568929
https://www.ncbi.nlm.nih.gov/pubmed/18821198
https://www.ncbi.nlm.nih.gov/pubmed/1580510
https://www.ncbi.nlm.nih.gov/pubmed/25099689
https://www.ncbi.nlm.nih.gov/pubmed/26618505
https://www.ncbi.nlm.nih.gov/pubmed/20737608
https://www.ncbi.nlm.nih.gov/pubmed/20561179
https://www.ncbi.nlm.nih.gov/pubmed/21769898
https://www.ncbi.nlm.nih.gov/pubmed/18007992
https://www.ncbi.nlm.nih.gov/pubmed/26509676
https://www.ncbi.nlm.nih.gov/pubmed/28078855
https://www.ncbi.nlm.nih.gov/pubmed/23051584

Schlafen Frauen anders?

https://www.ncbi.nlm.nih.gov/pubmed/26154276

Schlafprobleme im Alter

https://www.researchgate.net/publication/296706597_Lichttherapie
https://www.ncbi.nlm.nih.gov/pubmed/17875243
https://www.ncbi.nlm.nih.gov/pubmed/27302542

Schlafparalyse

https://www.ncbi.nlm.nih.gov/pubmed/23127587
https://www.ncbi.nlm.nih.gov/pubmed/20920888
https://www.ncbi.nlm.nih.gov/pubmed/20715166
https://www.ncbi.nlm.nih.gov/pubmed/15881268
https://www.ncbi.nlm.nih.gov/pubmed/15881273
https://www.ncbi.nlm.nih.gov/pubmed/27460633
https://www.ncbi.nlm.nih.gov/pubmed/28735779

Schlafwandeln

https://www.ncbi.nlm.nih.gov/pubmed/23415568
https://www.ncbi.nlm.nih.gov/pubmed/28363449
https://www.ncbi.nlm.nih.gov/pubmed/25454846

Schlafrestriktion

https://www.ncbi.nlm.nih.gov/pubmed/26439674
https://www.ncbi.nlm.nih.gov/pubmed/26867139

Schlecht geschlafen? – Das kannst Du tun

https://www.ncbi.nlm.nih.gov/pubmed/27449476

Schlafmythen

https://www.ncbi.nlm.nih.gov/pubmed/21031034
http://www.cell.com/current-biology/abstract/S0960-9822%2814%2900542-9
http://www.cell.com/current-biology/fulltext/S0960-9822(13)00754-9

Das Land der Träume

https://www.ncbi.nlm.nih.gov/pubmed/26180190
https://www.ncbi.nlm.nih.gov/pubmed/22647346
https://www.ncbi.nlm.nih.gov/pubmed/24499013
https://www.ncbi.nlm.nih.gov/pubmed/22119526
https://www.ncbi.nlm.nih.gov/pubmed/25285060
https://www.ncbi.nlm.nih.gov/pubmed/12421655
https://www.ncbi.nlm.nih.gov/pubmed/21120121
https://www.ncbi.nlm.nih.gov/pubmed/12590838
https://www.ncbi.nlm.nih.gov/pubmed/21233171
https://www.ncbi.nlm.nih.gov/pubmed/11030656

Albträume

https://www.ncbi.nlm.nih.gov/pubmed/28712041
https://www.ncbi.nlm.nih.gov/pubmed/25325474
https://www.ncbi.nlm.nih.gov/pubmed/20075301
https://www.ncbi.nlm.nih.gov/pubmed/20550018
https://www.ncbi.nlm.nih.gov/pubmed/1583211
https://www.ncbi.nlm.nih.gov/pubmed/9972389
https://www.ncbi.nlm.nih.gov/pubmed/20790751

https://www.ncbi.nlm.nih.gov/pubmed/20109114
https://www.ncbi.nlm.nih.gov/pubmed/19280336
https://www.ncbi.nlm.nih.gov/pubmed/21129053

So schliefen unsere Vorfahren
https://www.ncbi.nlm.nih.gov/pubmed/10607034
https://www.ncbi.nlm.nih.gov/pubmed/30061685
https://www.ncbi.nlm.nih.gov/pubmed/26480842
https://www.ncbi.nlm.nih.gov/pubmed/26654373
https://www.ncbi.nlm.nih.gov/pubmed/28720787
https://www.ncbi.nlm.nih.gov/pubmed/28063234
https://academic.oup.com/sleep/article/39/3/715/2454050

Die besten Schlaftipps auf einen Blick
https://www.ncbi.nlm.nih.gov/pubmed/28691581
http://psycnet.apa.org/record/2017-47677-001
https://www.ncbi.nlm.nih.gov/pubmed/26133206